医薬品添加物規格

Japanese Pharmaceutical Excipients

2018 追補III

医薬発 0328 第 1 号
令和 6 年 3 月 28 日

各都道府県知事　殿

厚生労働省医薬局長

「医薬品添加物規格 2018」の一部改正について

　医薬品添加物の規格については，「医薬品添加物規格 2018 について」（平成 30 年 3 月 29 日付薬生発 0329 第 1 号厚生労働省医薬・生活衛生局長通知）の別添「医薬品添加物規格 2018」（以下「薬添規 2018」という．）として示しているところです．

　今般，薬添規 2018 の一部を別添のとおり改正することとしましたので通知します．

　また，今般の薬添規 2018 の一部改正の概要を下記のとおり示しますので，別添と併せて御了知の上，貴管下関係業者に対し，周知方よろしく御配慮願います．

記

第 1　薬添規 2018 の一部改正の要旨について
1　一般試験法の改正については，次のとおりであること．
（1）次の項目を改めたこと．
　1）試薬・試液

2　医薬品添加物各条の改正については，次のとおりであること．
（1）次の品目の規格等を改めたこと．
　1）アスパルテーム
　2）アルファチオグリセリン
　3）エチルセルロース水分散液
　4）塩化鉄（Ⅲ）水和物
　5）果糖ブドウ糖液糖
　6）カルボキシメチルエチルセルロース
　7）キサンタンガム
　8）グリセロリン酸カルシウム
　9）N－ココイル－L－アルギニンエチルエステル DL－ピロリドンカルボン酸塩
　10）コロイド性含水ケイ酸アルミニウム
　11）ジイソプロパノールアミン
　12）ジエタノールアミン
　13）α－シクロデキストリン

14）β－シクロデキストリン

15）ジシクロヘキシルアミン亜硝酸塩

16）ジブチルヒドロキシトルエン

17）精製卵黄レシチン

18）タウマチン

19）トリイソプロパノールアミン

20）2,2′,2″－ニトリロトリエタノール

21）ヒドロキシプロピルスターチ

22）ヒドロキノン

23）ヒマワリ油

24）ブチルフタリルブチルグリコレート

25）フマル酸ステアリルナトリウム

26）フマル酸・ステアリン酸・ポリビニルアセタールジエチルアミノアセテート・ヒドロキシプロピルメチルセルロース 2910 混合物

27）マクロゴール 200

28）マクロゴール 300

29）マクロゴール 600

30）マクロゴール 1000

31）マクロゴール 1540

32）メタンスルホン酸

33）リン酸水素カルシウム造粒物

第 2　施行時期について

　　本通知は，令和 6 年 3 月 28 日から適用すること．ただし，令和 7 年 9 月 30 日までの間は，従前の例によることができるものとすること．

医薬薬審発 0328 第 1 号
令和 6 年 3 月 28 日

各都道府県衛生主管部（局）長　殿

厚生労働省医薬局医薬品審査管理課長

「医薬品添加物規格 2018」の一部改正に伴う
医薬品等の製造販売承認申請等の取扱いについて

　医薬品添加物規格については，「医薬品添加物規格 2018 について」（平成 30 年 3 月 29 日付け薬生発 0329 第 1 号厚生労働省医薬・生活衛生局長通知）の別添「医薬品添加物規格 2018」（以下「薬添規 2018」という．）として示されているところですが，「「医薬品添加物規格 2018」の一部改正について」（令和 6 年 3 月 28 日付け医薬発 0328 第 1 号厚生労働省医薬局長通知．以下「局長通知」という．）により，薬添規 2018 が一部改正され，その要旨等が示されたところです．

　今般，薬添規 2018 の一部改正に伴う医薬品及び医薬部外品（以下「医薬品等」という．）に係る製造販売承認申請等の取扱いを下記のとおり定めましたので，御了知の上，貴管下関係業者に対し，周知方よろしく御配慮をお願いします．

記

1　規格が改正された成分の取扱い
（1）新規に承認申請を行う医薬品等であって，当該医薬品等が含有する成分の規格を局長通知による改正後の薬添規 2018（以下「改正薬添規」という．）とするものについては，「成分及び分量又は本質」欄に「薬添規」と記載し，規格内容は省略すること．

　　なお，令和 7 年 9 月 30 日までは，改正前の規格により承認申請することで差し支えない．

（2）既に承認を取得している医薬品等について，当該医薬品等が含有する成分の規格を改正薬添規とする場合は，令和 7 年 9 月 30 日までは，従前の例によることができるものとするが，同年 10 月 1 日以降は改正薬添規の規格によるものとすること．

　　なお，改正前の規格とするものについては，軽微変更届出により，規格を「別紙規格」とし，規格及び試験方法を改正前の薬添規 2018 の内容とする変更を行うこと．

2　承認事項の一部を医薬品添加物規格による旨記載して承認された医薬品等の取扱い
（1）「成分及び分量又は本質」欄で配合成分の規格として「医薬品添加物規格による」旨を記載された医薬品等及び「規格及び試験方法」欄で「医薬品添加物規格による」旨を記載された医薬品等については，令和 7 年 9 月 30 日までは改正前の薬添規 2018 の規格によるものとみなすが，同年 10 月 1 日以降は改正薬添規の規格によるものとすること．

iv　　通知

3　その他留意事項等について

（1）軽微変更届出については，令和7年9月30日までに行うこと．

（2）軽微変更届出を行う際は，軽微変更届書の「備考」欄に，「令和6年3月28日付け医薬薬審発0328第1号「医薬品添加物規格2018の一部改正に伴う医薬品等製造販売承認申請等の取扱いについて」による届出」と記載すること．

目　　次

通　則

1　　この基準は，医薬品添加物各条に規定する医薬品添加物について，その本質，製法，性状，品質及び貯法等に関する基準を定めたものであり，その医薬品添加物の適否は，通則，一般試験法，医薬品添加物各条の規定により判定する．ただし，医薬品添加物各条の規定中，性状の項は参考に供したもので，適否の判定基準を示すものではない．

2　　この基準において，通則，一般試験法及び医薬品添加物各条に定めるもののほか，日本薬局方の通則の第6項，第8項から第11項まで及び第14項から第48項まで及び一般試験法の規定を準用する．

3　　医薬品の名称は，医薬品添加物各条中日本名又は日本名別名であり，医薬品添加物各条中英名で示した名称は参考に供したものである．

4　　医薬品名の前後に「　」を付けたものは，医薬品添加物各条に規定する医薬品添加物を示す．

5　　医薬品名の後に（日局）を付けたものは日本薬局方に規定する医薬品を示す．

6　　一般試験法の標準品，試薬・試液，容量分析用標準液及び標準液の項中＜　＞を付けたものは，当該標準品，試薬，試液，容量分析用標準液及び標準液が使われている医薬品添加物各条に規定する医薬品添加物を示す．

7　　一般試験法の標準品，試薬・試液，容量分析用標準液，標準液及び計量器・用器，温度計等の項中，名称の右肩に＊を付けたものは，日局に収載されている名称と同じで，調製法の内容が異なる試液をやむを得ず使用する場合を示す．

一 般 試 験 法

■一般試験法の部（3）試薬・試液の項αーナフトール試液の条を次のように改める．

1－ナフトール試液*　1－ナフトール 0.04 g を水酸化ナトリウム溶液（13 → 100）に溶かし，100
mL とする．用時製する．
　＜*N*－ココイル－ʟ－アルギニンエチルエステル ᴅʟ－ピロリドンカルボン酸塩＞

医薬品添加物各条

■医薬品添加物各条の部アスパルテームの条を次のように改める.

109295　　　　　　　　**アスパルテーム**

Aspartame

α－L－アスパルチル－L－フェニルアラニンメチルエステル

C$_{14}$H$_{18}$N$_2$O$_5$：294.30

　　本品は定量するとき，換算した乾燥物に対し，アスパルテーム（C$_{14}$H$_{18}$N$_2$O$_5$）98.0〜102.0％を含む.

性状　本品は白色の結晶性の粉末又は粒で，においはなく，強い甘味がある.

　　本品はギ酸に溶けやすく，水に溶けにくく，エタノール（95）又はジエチルエーテルにほとんど溶けない.

　　本品は薄めた塩酸（1 → 60）に溶ける.

確認試験　本品につき，赤外吸収スペクトル測定法の臭化カリウム錠剤法により測定するとき，波数 3330 cm^{-1}, 1737 cm^{-1}, 1666 cm^{-1}, 1379 cm^{-1}, 1227 cm^{-1} 及び 699 cm^{-1} 付近に吸収を認める.

旋光度　$[\alpha]_D^{20}$：＋14.5〜＋16.5°（乾燥物に換算したもの 2 g, 15 mol/L ギ酸液, 50 mL, 100 mm）.

　　この試験は溶液調製後，30 分間以内に測定する.

pH　本品 1.0 g を水に溶かし，125 mL とした液の pH は 4.5〜6.0 である.

純度試験

　（1）　溶状　本品 0.10 g を薄めた塩酸（1 → 60）10 mL に溶かすとき，液は無色澄明である.

　（2）　重金属　本品 2.0 g をとり，第 2 法により操作し，試験を行う. 比較液には鉛標準液 2.0 mL を加える（10 ppm 以下）.

　（3）　ヒ素　本品 1.0 g をとり，水 20 mL 及び薄めた塩酸（1 → 2）2.5 mL を加えて溶かし，検液とし，試験を行う（2 ppm 以下）.

　（4）　類縁物質　本品 0.05 g を移動相に溶かし，正確に 100 mL とし，試料溶液とする. 別に液体クロマトグラフィー用 5－ベンジル－3,6－ジオキソ－2－ピペラジン酢酸 0.075 g を移動相に溶かし，正確に 100 mL とする. この液 1 mL を正確に量り，移動相を加えて正確に 100 mL と

し，標準溶液とする．試料溶液及び標準溶液 20 μL につき，次の条件で液体クロマトグラフィーにより試験を行う．それぞれの液の 5－ベンジル－3,6－ジオキソ－2－ピペラジン酢酸のピーク面積 A_T 及び A_S を測定するとき，A_T は A_S より大きくない．また，試料溶液の各々のピーク面積を自動積分法により測定し，面積百分率法により主ピーク及び上記のピーク以外のピークの面積を求めるとき，その合計面積は主ピーク面積の 2.0%以下である．

　操作条件

　　検出器：紫外吸光光度計（測定波長：210 nm）

　　カラム：内径約 4 mm，長さ約 15 cm のステンレス管に 5 μm の液体クロマトグラフィー用オクタデシルシリル化シリカゲルを充填する．

　　カラム温度：40℃ 付近の一定温度

　　移動相：リン酸二水素ナトリウム二水和物 15.6 g を 1900 mL の水に溶かし，リン酸又は希水酸化ナトリウム試液を加えて pH を 4.5 に調整する．これに水を加えて 2000 mL とした後，メタノール 500 mL を加えて混和し，孔径 0.45 μm のメンブランフィルターを用いてろ過する．

　　流量：5－ベンジル－3,6－ジオキソ－2－ピペラジン酢酸の保持時間が約 4 分になるように調整する．

　　カラムの選定：本品 0.075 g 及び 5－ベンジル－3,6－ジオキソ－2－ピペラジン酢酸 0.075 g ずつを水に溶かし，100 mL とする．この液 2 mL をとり，水を加えて 100 mL とする．この液 20 μL につき，上記の条件で操作するとき，5－ベンジル－3,6－ジオキソ－2－ピペラジン酢酸，アスパルテームの順に溶出し，その分離度が 10 以上のものを用いる．

　　検出感度：標準溶液 20 μL から得た 5－ベンジル－3,6－ジオキソ－2－ピペラジン酢酸のピークの高さがフルスケールの 50〜90%になるように調整する．

　　面積測定範囲：アスパルテームの保持時間の約 2 倍の範囲

乾燥減量　4.5%以下（1 g，105℃，4 時間）．

強熱残分　0.20%以下（1 g）．

定量法　本品約 0.3 g を精密に量り，ギ酸 3 mL に溶かし，酢酸（100）50 mL を加え，0.1 mol/L 過塩素酸で滴定する（電位差滴定法）．同様の方法で空試験を行い，補正する．

0.1 mol/L 過塩素酸 1 mL＝29.431 mg　$C_{14}H_{18}N_2O_5$

貯法　容器　密閉容器．

投与経路　経口投与，歯科外用及び口中用．

■医薬品添加物各条の部アルファチオグリセリンの条を次のように改める.

109280

アルファチオグリセリン

α-Thioglycerol

α－チオグリセリン

$C_3H_8O_2S : 108.16$

　　本品は定量するとき，換算した脱水物に対し，アルファチオグリセリン（$C_3H_8O_2S$）98.0％以上を含む.

性状　本品は無色〜淡黄色澄明の粘性のある液で，特異なにおいがある.

　　本品は水又はエタノール（95）と混和し，ジエチルエーテルにほとんど溶けない.

確認試験　本品の水溶液（1→100）5 mL に水酸化ナトリウム試液 2 mL 及び酢酸鉛試液 1 mL を加え，水浴上で加熱するとき，黒色の沈殿を生じる.

屈折率　n_D^{20}：1.524〜1.529

pH　本品 1.0 g を水 10 mL に溶かした液の pH は 3.5〜7.0 である.

比重　d_{25}^{25}：1.241〜1.250

純度試験

　（1）　溶状　本品 1.0 g を水 10 mL に溶かすとき，液は無色澄明である.

　（2）　重金属　本品 1.0 g をとり，第 2 法により操作し，試験を行う. 比較液には鉛標準液 2.0 mL を加える（20 ppm 以下）.

　（3）　ヒ素　本品 1.0 g をとり，第 1 法により検液を調製し，試験を行う（2 ppm 以下）.

水分　2.0％以下（0.5 g，直接滴定，ただし，水分測定用メタノールの代わりに水分測定用メタノール 30 mL に N－エチルマレイミド 10 g を加えて溶かしたものを用いる）.

強熱残分　0.10％以下（1 g）.

定量法　本品約 0.4 g を精密に量り，水 50 mL に溶かし，0.05 mol/L ヨウ素液で滴定する（指示薬：デンプン試液 3 mL）.

$$0.05 \text{ mol/L ヨウ素液 } 1 \text{ mL} = 10.816 \text{ mg} \quad C_3H_8O_2S$$

貯法　容器　気密容器.

投与経路　静脈内注射，筋肉内注射，皮下注射.

■医薬品添加物各条の部エチルセルロース水分散液の条を次のように改める.

120313　エチルセルロース水分散液

Ethylcellulose Aqueous Dispersion

　本品はエチルセルロースを主成分とする水懸濁剤であり，エチルセルロースの微細な粒子（0.1〜0.3 μm）からなる水系高分子分散体で，エチルセルロース（日局），セタノール（日局）及びラウリル硫酸ナトリウム（日局）の混合物である.

　本品の固形分濃度は28〜32％であり，定量するとき，エチルセルロース 24.5〜29.5％を含むほか，セタノール（$C_{16}H_{34}O$：242.44）1.7〜3.3％及びラウリル硫酸ナトリウム（$C_{12}H_{25}NaO_4S$：288.38）0.9〜1.7％を含む.

　本品は殺菌剤として過酸化水素（H_2O_2：34.01）を含むことができ，その量は 50 ppm 以下である.

性状　本品はやや粘稠な白色〜灰白色の乳濁液で，においはないか，又は僅かに特異なにおいがあり，味はない.

　本品を常温で放置するとき，水とエチルセルロースの微細な粒子は分離しない.

確認試験

（1）　本品 30 mg に水 1 mL 及びアントロン試液 2 mL を加えて振り混ぜるとき，液は緑色を呈し，徐々に暗緑色〜暗緑褐色に変わる.

（2）　本品はナトリウム塩の定性反応（1）を呈する.

粘度

（1）　装置　ブルックフィールド型粘度計を用いる.

（2）　操作法　本品をかき混ぜ，少量サンプル用低粘度アダプターにその約 20 mL を入れ，試料溶液とする.ローターをジョイントに取り付けた後，アダプター保持具を取り付け，試料の入った少量サンプル用低粘度アダプターをアダプター固定用溝まで押し込み，固定する.ただし，試料溶液の温度は 25±2 ℃とする.ローターの回転数は毎分 3〜30 回転とし，フルスケールの 10〜90％に表示されるように設定する.30 秒間回転後，目盛を読みとり，回転数に応じた換算乗数を乗じて粘度を求めるとき，150 mPa・s 以下である.

ブルックフィールド型粘度計

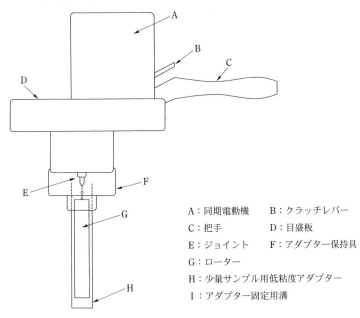

A：同期電動機　　　B：クラッチレバー
C：把手　　　　　　D：目盛板
E：ジョイント　　　F：アダプター保持具
G：ローター
H：少量サンプル用低粘度アダプター
Ⅰ：アダプター固定用溝

少量サンプル用低粘度アダプター

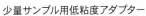
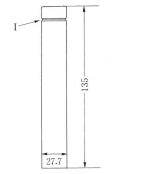

ローター

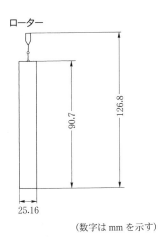

（数字は mm を示す）

pH　4.0〜7.0

乾燥減量　本品約5mLを質量既知のペトリ皿あるいはアルミニウムの皿にとり，その質量を精密に量る．ペトリ皿又はアルミニウム皿には予め110℃で3時間乾燥した海砂10gをとり，その質量を精密に量る．更に本品約5mLを加え，その質量を精密に量る．次に60℃で恒量になるまで乾燥し，デシケーター（シリカゲル）中で放冷した後，その質量を精密に量るとき，その減量は68〜72％である．

定量法

（1）　エチルセルロース　本品約0.1gを精密に量り，次に示す操作法により試験を行う．

（ⅰ）　洗浄液　赤リン1gを水100mLに懸濁させる．

（ii）　吸収液　酢酸カリウム 15 g を酢酸（100）／無水酢酸混液（9：1）150 mL に溶かし，その 145 mL を量り，臭素 5 mL を加える．用時製する．

（iii）　操作法　ガス洗浄部 E に洗浄液を約 1／2 の高さまで入れ，また，吸収管 J に吸収液約 20 mL を入れる．本品約 0.1 g を精密に量り，分解フラスコ A に入れ，次に沸騰石とヨウ化水素酸約 6 mL を加える．A のすり合わせ連結部 C をヨウ化水素酸 1 滴でぬらして空冷部 D に接続し，更に球面すり合わせ連結部 G を適当なシリコーン樹脂をつけて連結し，装置を組み立てる．ガス導入管 B より窒素又は二酸化炭素を通じ，適当な調節器を用いて E 中に出る気泡が 1 秒につき 2 個程度になるように調節する．A を油浴に浸し，浴の温度が 20～30 分後，150℃ になるように加熱し，更に同温度で 60 分間煮沸する．油浴を外し，ガスを通したまま放冷し，冷後，G を取り外し，J の内容物を酢酸ナトリウム三水和物溶液（1→5）10 mL を入れた 500 mL の共栓三角フラスコに流し出し，水で数回洗い込み，更に水を加えて約 200 mL とする．振り混ぜながら臭素の赤色が消えるまでギ酸を滴加した後，更に 1 mL を加える．次にヨウ化カリウム 3 g 及び希硫酸 15 mL を加え，栓をして軽く振り混ぜ，5 分間放置した後，遊離したヨウ素を 0.1 mol/L チオ硫酸ナトリウム液で滴定する（指示薬：デンプン試液 1 mL）．同様の方法で空試験を行い，補正する．

　　　　　　0.1 mol/L チオ硫酸ナトリウム液 1 mL＝0.7510 mg　C_2H_5O

　エチルセルロースのエトキシ基含有率は表示値を用いる．

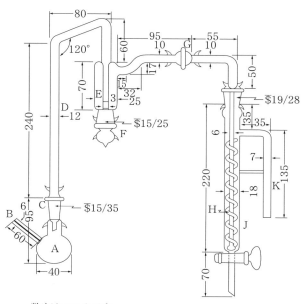

数字は mm を示す

A：分解フラスコ　　　　F：ガラス栓
B：ガス導入管　　　　　G：球面すり合わせ連結部
C：すり合わせ連結部　　H：ガス導管
D：空冷部　　　　　　　J：吸収管
E：ガス洗浄部　　　　　K：排ガス管

エトキシ基定量装置

（2）　ラウリル硫酸ナトリウム　本品約 10 g を精密に量り，1-ブタノール 6 mL 及び水を加えてよくかき混ぜて正確に 100 mL とし，試料溶液とする．別にラウリル硫酸ナトリウム（日局）約 0.15 g を精密に量り，1-ブタノール 6 mL 及び水を加えてよくかき混ぜて正確に 100 mL とし，標準溶液とする．試料溶液及び標準溶液 10 mL ずつを正確に量り，それぞれに酸性メチレンブルー試液 25 mL 及びクロロホルム 15 mL を加え，0.004 mol/L セチルトリメチルアンモニウム臭化物液で滴定する．滴定は初め 1 mL ずつを加え，毎回栓をして激しく振り混ぜた後，静置する．二層の分離が早くなるに従い，毎回の滴定量を減らし，終点近くでは注意しながら 1 滴ずつ滴加する．ただし，滴定の終点は白色の背景を用い，両層の青色が同一となったときとする．

0.004 mol/L セチルトリメチルアンモニウム臭化物液の標定

$$\frac{ラウリル硫酸ナトリウム（mg）}{0.004\,mol/L\,セチルトリメチルアンモニウム臭化物液（mL）} = \frac{A \times B}{C \times 100} = K$$

A：標準溶液中のラウリル硫酸ナトリウムの量（mg）

B：滴定に用いた標準溶液の量（mL）

C：標準溶液に対する 0.004 mol/L セチルトリメチルアンモニウム臭化物液の消費量（mL）

$$本品中のラウリル硫酸ナトリウムの量（\%）= \frac{D \times K \times 10}{E \times F}$$

D：試料溶液に対する 0.004 mol/L セチルトリメチルアンモニウム臭化物液の消費量（mL）

E：滴定に用いた試料溶液の量（mL）

F：試料採取量（g）

（3）　セタノール　セタノール約 40 mg を精密に量り，アセトンに溶かし，正確に 20 mL とする．この液 2，3 及び 4 mL を正確に量り，それぞれに内標準溶液 5 mL を正確に加え，振り混ぜた後，アセトンを加えてそれぞれ 10 mL とし，よく振り混ぜ，標準溶液とする．これらの液 2 μL につき，次の条件でガスクロマトグラフィーにより試験を行い，セタノールの量と内標準物質のピーク面積に対するセタノールのピーク面積の比の検量線を作成する．次に本品約 0.25 g を精密に量り，内標準溶液 5 mL を正確に加え，振り混ぜた後，アセトンを加えて 10 mL とし，よく振り混ぜる．この液 2 μL につき，次の条件でガスクロマトグラフィーにより試験を行い，内標準物質のピーク面積に対するセタノールのピーク面積の比を求め，検量線により本品中のセタノール含量（％）を求める．

内標準溶液　n-エイコサンのアセトン溶液（1 → 1000）

操作条件

検出器：水素炎イオン化検出器

カラム：内径約 3 mm，長さ約 2 m のガラス管にガスクロマトグラフィー用ジメチルシリコーンポリマーをシラン処理した 150〜180 μm のガスクロマトグラフィー用ケイソウ土に 10％ の割合で被覆したものを充塡する．

カラム温度：220℃ 付近の一定温度

キャリヤーガス：窒素

流量：内標準物質の保持時間が 10〜12 分になるように調整する．

カラムの選定：標準溶液 2 μL につき，上記の条件で操作するとき，セタノール，内標準物

質の順に流出し，その分離度が 4 以上のものを用いる．

貯法　容器　気密容器．

投与経路　経口投与．

■医薬品添加物各条の部塩化鉄（III）水和物の条を次のように改める.

890039　　　　　　　　# 塩化鉄（III）水和物

Ferric Chloride

塩化第二鉄

$FeCl_3 \cdot 6 H_2O : 270.30$

本品は定量するとき，塩化鉄（III）水和物（$FeCl_3 \cdot 6 H_2O$）99.0％以上を含む.

性状　本品は黄褐色の結晶又は塊である.

　　本品は水に極めて溶けやすく，エタノール(95)又はジエチルエーテルにやや溶けやすい.

　　本品は湿気によって潮解する.

確認試験　本品の水溶液（1→10）は第二鉄塩及び塩化物の定性反応を呈する.

純度試験

（1）　溶状　本品2.0 gに水10 mL及び薄めた塩酸（2→3）0.3 mLを加え，加温して溶かすとき，液は澄明である.

（2）　酸　本品2.0 gを水5 mLに溶かし，この液に薄めたアンモニア水（2→5）で湿したガラス棒を近づけるとき，白煙を発生しない.

（3）　遊離塩素　本品5.0 gを100 mLのビーカーにとり，時計皿で蓋をして5分間放置した後，ヨウ化亜鉛デンプン紙を近づけるとき，紙は青色を呈しない.

（4）　オキシ塩化物　本品5.0 gにエタノール(95)35 mL及びジエチルエーテル15 mLを加えて振り混ぜるとき，液の濁りは次の比較液より濃くない.

　　比較液：塩化物標準液1.2 mLに水を加えて20 mLとし，薄めた硝酸（1→3）1 mL，デキストリン水和物溶液（1→50）0.2 mL及び硝酸銀試液1 mLを加えて15分間放置する.

（5）　硫酸塩　本品10.0 gを水50 mLに溶かし，煮沸した後，水50 mL及びアンモニア水50 mLの混液中に注ぎ，しばらく放置して冷却する. 冷後，水を加えて200 mLとし，ろ過する. ろ液をA液とする. A液40 mLに炭酸ナトリウム試液5 mLを加え，水浴上で蒸発乾固する. 次にアンモニア臭がしなくなるまで低温で徐々に加熱し，次いで冷却する. 冷後，水10 mL及び薄めた塩酸（2→3）3 mLを加え，水浴上で蒸発乾固し，これに薄めた塩酸（2→3）0.3 mL及び水を加えて30 mLとし，必要ならばろ過する. ろ液にエタノール(95)3 mL及び塩化バリウム溶液（1→10）2 mLを加え，30分間放置した後の濁りは次の比較液より濃くない（0.005％以下）.

　　比較液：アンモニア水10 mLを水浴上で蒸発乾固し，これに炭酸ナトリウム試液5 mL及び薄めた塩酸（2→3）3 mLを加え，再び水浴上で蒸発乾固する. 次に硫酸塩標準液10 mL，薄めた塩酸（2→3）0.3 mL及び水を加えて30 mLとし，以下試料溶液と同様に操作する.

（6）　硝酸塩　（5）のA液10 mLにインジゴカルミン試液0.1 mL及び硫酸10 mLを加えて振

り混ぜ，10分間放置するとき，液の青色は消えない．

（7）　第一鉄塩　本品0.5gに水10mL及び薄めた塩酸（2→3）1mLを加えて溶かし，ヘキサシアノ鉄（Ⅲ）酸カリウム溶液（1→20）1滴を加えるとき，液は1分間以内に青色を呈しない．

（8）　マンガン　本品0.5gに水20mL及び薄めた塩酸（2→3）1mLを加えて溶かし，水を加えて100mLとし，試料原液とする．試料原液10mLに薄めた塩酸（2→3）1mL及び水を加えて100mLとし，試料溶液とする．別に試料原液10mL及びマンガン標準液2.5mLをとり，薄めた塩酸（2→3）1mL及び水を加えて100mLとし，標準溶液とする．試料溶液及び標準溶液につき，次の条件で原子吸光光度法により試験を行うとき，試料溶液の吸光度は標準溶液の吸光度の1／2以下である（500ppm以下）．

　　使用ガス：可燃性ガス　アセチレン又は水素
　　　　　　　　　　　支燃性ガス　空気
　　ランプ：マンガン中空陰極ランプ
　　波長：279.5nm

（9）　ナトリウム　本品1.0gに水20mL及び薄めた塩酸（2→3）1mLを加えて溶かし，水を加えて100mLとし，試料溶液とする．別に本品1.0gに水20mL及び薄めた塩酸（2→3）1mLを加えて溶かし，ナトリウム標準液5.0mL及び水を加えて100mLとし，標準溶液とする．試料溶液及び標準溶液につき，次の条件で原子吸光光度法により試験を行うとき，試料溶液の吸光度は標準溶液の吸光度の1／2以下である（500ppm以下）．

　　使用ガス：可燃性ガス　アセチレン又は水素
　　　　　　　　　　　支燃性ガス　空気
　　ランプ：ナトリウム中空陰極ランプ
　　波長：589.0nm

(10)　亜鉛　本品1.0gに水20mL及び薄めた塩酸（2→3）1mLを加えて溶かし，水を加えて100mLとし，試料溶液とする．別に本品1.0gに水20mL及び薄めた塩酸（2→3）1mLを加えて溶かし，亜鉛標準液2.0mL及び水を加えて100mLとし，標準溶液とする．試料溶液及び標準溶液につき，次の条件で原子吸光光度法により試験を行うとき，試料溶液の吸光度は標準溶液の吸光度の1／2以下である（50ppm以下）．

　　使用ガス：可燃性ガス　アセチレン又は水素
　　　　　　　　　　　支燃性ガス　空気
　　ランプ：亜鉛中空陰極ランプ
　　波長：213.9nm

(11)　銅　本品1.0gに水20mL及び薄めた塩酸（2→3）1mLを加えて溶かし，水を加えて100mLとし，試料溶液とする．別に本品1.0gに水20mL及び薄めた塩酸（2→3）1mLを加えて溶かし，銅標準液5.0mL及び水を加えて100mLとし，標準溶液とする．試料溶液及び標準溶液につき，次の条件で原子吸光光度法により試験を行うとき，試料溶液の吸光度は標準溶液の吸光度の1／2以下である（50ppm以下）．

　　使用ガス：可燃性ガス　アセチレン又は水素
　　　　　　　　　　　支燃性ガス　空気

ランプ：銅中空陰極ランプ

波長：324.7 nm

(12)　鉛　本品 1.0 g に水 20 mL 及び薄めた塩酸（2→3）1 mL を加えて溶かし，水を加えて 100 mL とし，試料溶液とする．別に本品 1.0 g に水 20 mL 及び薄めた塩酸（2→3）1 mL を加えて溶かし，鉛標準液 5.0 mL 及び水を加えて 100 mL とし，標準溶液とする．試料溶液及び標準溶液につき，次の条件で原子吸光光度法により試験を行うとき，試料溶液の吸光度は標準溶液の吸光度の1／2以下である（50 ppm 以下）．

使用ガス：可燃性ガス　アセチレン又は水素

支燃性ガス　空気

ランプ：鉛中空陰極ランプ

波長：283.3 nm

(13)　ヒ素　本品 0.5 g をとり，硝酸 3 mL，水 10 mL 及び硫酸 2 mL を加え，水浴上でほとんど蒸発乾固し，更に白煙が発生するまで熱板上で加熱し，冷後，水 10 mL を加え，再び白煙が発生するまで熱板上で加熱する．冷後，残留物に水 10 mL を加え，加熱して溶かした後，亜硫酸水 10 mL を加え，二酸化硫黄臭がなくなるまで加熱する．冷後，水を加えて 25 mL とし，この液 20 mL を検液とし，試験を行う（5 ppm 以下）．

標準色は硝酸 3 mL，水 10 mL 及び硫酸 2 mL を水浴上でほとんど蒸発乾固し，更に白煙が発生するまで熱板上で加熱し，冷後，水 10 mL を加え，再び白煙が発生するまで熱板上で加熱する．冷後，残留物に水 10 mL 及び亜硫酸水 10 mL を加え，二酸化硫黄臭がなくなるまで加熱する．冷後，水を加えて 25 mL とし，この液 20 mL をとり，ヒ素標準液 2.0 mL を加え，検液と同様に操作する．

定量法　本品約 0.6 g を精密に量り，ヨウ素瓶に入れ，水 50 mL に溶かし，塩酸 3 mL 及びヨウ化カリウム 3 g を加え，直ちに密栓して暗所に 15 分間放置した後，0.1 mol/L チオ硫酸ナトリウム液で滴定する（指示薬：デンプン試液 1 mL）．同様の方法で空試験を行い，補正する．

0.1 mol/L チオ硫酸ナトリウム液 1 mL＝27.030 mg　$FeCl_3・6H_2O$

貯法

保存条件　遮光して保存する．

容器　気密容器．

投与経路　静脈内注射．

■医薬品添加物各条の部果糖ブドウ糖液糖の条を次のように改める.

110714

果糖ブドウ糖液糖

Fructose Glucose Syrup

　本品はコムギデンプン，トウモロコシデンプン，バレイショデンプン又はコメデンプンを加水分解して得た主としてブドウ糖からなる液糖に，グルコースイソメラーゼを作用させて異性化した果糖及びブドウ糖を主成分とする液糖である.

　本品は定量するとき，換算した乾燥物に対し，果糖（$C_6H_{12}O_6$：180.16）53.0〜58.0％及びブドウ糖（$C_6H_{12}O_6$：180.16）37.0〜42.0％を含む.

性状　本品は無色澄明の粘性の液で，においはなく，味は甘い.

　本品は水又はエタノール(95)と混和する.

　本品の水溶液（1→10）は左旋性である.

確認試験

（1）　本品の水溶液（1→20）2〜3滴を沸騰フェーリング試液5 mLに加えるとき，赤色の沈殿を生じる.

（2）　本品の水溶液（1→20）10 mLにレソルシノール0.1 g及び塩酸1 mLを加え，水浴中で3分間加熱するとき，赤色の沈殿を生じる.

pH　本品30.0 gを水60 mLに混和した液のpHは，3.8〜5.8である.

純度試験

（1）　溶状　本品25.0 gをネスラー管にとり，水を加えて50 mLとするとき，液は無色澄明である.

（2）　酸　本品5.0 gを新たに煮沸して冷却した水50 mLに溶かし，フェノールフタレイン試液3滴及び0.01 mol/L水酸化ナトリウム液0.60 mLを加えるとき，液の色は赤色である.

（3）　塩化物　本品2.0 gをとり，試験を行う. 比較液には0.01 mol/L塩酸1.0 mLを加える（0.018％以下）.

（4）　硫酸塩　本品2.0 gをとり，試験を行う. 比較液には0.005 mol/L硫酸1.0 mLを加える（0.024％以下）.

（5）　重金属　本品5.0 gをとり，第2法により操作し，試験を行う. 比較液には鉛標準液2.0 mLを加える（4 ppm以下）.

（6）　ヒ素　本品2.0 gを水5 mLに溶かし，希硫酸5 mL及び臭素試液1 mLを加え，水浴上で5分間加熱し，更に濃縮して5 mLとし，冷後，これを検液とし，試験を行う（1 ppm以下）.

（7）　溶性デンプン又は亜硫酸塩　本品1.0 gを水10 mLに溶かし，ヨウ素試液1滴を加えるとき，液は黄色を呈する.

（8）　類縁物質　定量法に準じて操作し，ブドウ糖のピーク面積A_{T1}，果糖のピーク面積A_{T2}及びこれら以外の類縁物質の合計ピーク面積A_{T3}を求めるとき，A_{T3}の量は全ピーク面積の総和

（$A_{T1}+A_{T2}+A_{T3}$）の 6.0％以下である.

乾燥減量　25.0％以下（2 g, 減圧・2.7 kPa 以下, 90℃, 3.5 時間）.

強熱残分　0.05％以下（2 g）.

定量法　本品約 5 g を精密に量り, 水に溶かし, 正確に 25 mL とし, 試料溶液とする. 別に果糖標準品をデシケーター（減圧, シリカゲル, 恒量）で乾燥し, その約 2.1 g 及びブドウ糖標準品を 105℃ で 6 時間乾燥し, その約 1.5 g を精密に量り, 水に溶かし, 正確に 25 mL とし, 標準溶液とする. 試料溶液及び標準溶液 10 µL ずつを正確にとり, 次の条件で液体クロマトグラフィーにより試験を行う. それぞれの液の果糖及びブドウ糖のピーク面積 A_{T1}, A_{T2}, A_{S1} 及び A_{S2} を自動積分法により測定する.

$$果糖（C_6H_{12}O_6）の量（mg）＝果糖標準品の量（mg）\times \frac{A_{T1}}{A_{S1}}$$

$$ブドウ糖（C_6H_{12}O_6）の量（mg）＝ブドウ糖標準品の量（mg）\times \frac{A_{T2}}{A_{S2}}$$

A_{T1}, A_{S1}：果糖のピーク面積

A_{T2}, A_{S2}：ブドウ糖のピーク面積

　試験条件

　　検出器：示差屈折計

　　カラム：内径約 8 mm, 長さ 30〜50 cm のステンレス管に液体クロマトグラフィー用強酸性イオン交換樹脂を充塡する.

　　カラム温度：約 80℃ 付近の一定温度

　　移動相：水

　　流量：ブドウ糖の保持時間が約 12 分になるように調整する.

　システム適合性

　　システムの性能：標準溶液 10 µL につき, 上記の条件で操作するとき, ブドウ糖, 果糖の順に溶出し, その分離度が 1.5 以上のものを用いる.

　　システムの再現性：上記の条件で標準溶液につき, 試験を 6 回繰り返すとき, 果糖及びブドウ糖のピーク面積の相対標準偏差は, それぞれ 1.0％以下である.

貯法　容器　気密容器.

投与経路　経口投与.

■医薬品添加物各条の部カルボキシメチルエチルセルロースの条を次のように改める.

101246　　　**カルボキシメチルエチルセルロース**

Carboxymethylethylcellulose

　　本品はセルロースのカルボキシメチル及びエチルの混合エーテルである.

　　本品を乾燥したものは定量するとき,カルボキシメチル基（$-CH_2COOH$:59.04）8.9〜14.9% 及びエトキシ基（$-OC_2H_5$:45.06）32.5〜43.0%を含む.

性状　本品は白色〜帯黄白色の粉末又は粒で,におい及び味はない.

　　本品は水にほとんど溶けない.

　　本品にエタノール(95)を加えるとき,僅かに白濁又は白濁した粘性の液となる.

　　本品にメタノール／ジクロロメタン混液（1:1）を加えるとき,澄明又は僅かに混濁した粘性の液となる.

　　本品は希水酸化ナトリウム試液に溶ける.

確認試験

（1）　本品0.01gに水1mL及びアントロン試液2mLを加えて振り混ぜるとき,液は緑色を呈し,徐々に暗緑色に変わる.

（2）　本品0.01gを小試験管にとり,25%含水過酸化ベンゾイルのアセトン溶液（1→10）2滴を加え,水浴上で蒸発乾固し,下端にクロモトロープ酸試液を付けたガラス棒をその小試験管にコルク栓で固定し,125℃の油浴中で5〜6分間加熱するとき,クロモトロープ酸試液は赤紫色を呈する.

（3）　本品1gを希水酸化ナトリウム試液20mLに溶かし,硫酸銅（Ⅱ）試液1mLを加えて振り混ぜるとき,淡青色の綿状沈殿を生じる.

（4）　本品1gにメタノール／ジクロロメタン混液（1:1）50mLを加えて振り混ぜて溶かし,その0.5mLをとり,窓板に薄く塗り付け,熱風で乾燥して薄膜とし,赤外吸収スペクトル測定法の薄膜法により測定するとき,波数2980 cm^{-1},2880 cm^{-1},1760 cm^{-1}及び1112 cm^{-1}付近に吸収を認める.

粘度　本品を乾燥し,その10.0gをとり,メタノールとジクロロメタンをそれぞれ質量比で50%となるように混合した液90.0gを加え,栓をして40分間絶えず振り混ぜて試料を溶かし,20±0.1℃で粘度測定法第1法により試験を行うとき,本品の粘度は20〜70 mm^2/sである.

純度試験

（1）　溶状　本品1.0gにメタノール／ジクロロメタン混液（1:1）10mLを加えて溶かすとき,液は無色〜淡黄色澄明である.また,混濁することがあっても,その混濁は次の比較液より濃くない.

　　比較液:0.005 mol/L硫酸2.0mLに希塩酸1mL,水45mL及び塩化バリウム試液2mLを加えて混和し,10分間放置した後,振り混ぜて用いる.

（2）　**塩化物**　本品 1.0 g に 0.2 mol/L 水酸化ナトリウム試液 40 mL を加えて溶かし，フェノールフタレイン試液 1 滴を加えた後，その赤色が消えるまで激しくかき混ぜながら希硝酸を滴加する．更にかき混ぜながら希硝酸 20 mL を加える．生じたゲル状の沈殿が粒子状になるまで水浴上でかき混ぜながら加熱し，冷後，遠心分離する．上澄液をとり，沈殿を水 20 mL ずつで 3 回洗い，毎回遠心分離し，上澄液及び洗液を合わせ，水を加えて 200 mL とし，ろ過する．ろ液 50 mL をとり試験を行う．比較液は 0.01 mol/L 塩酸 0.50 mL に 0.2 mol/L 水酸化ナトリウム試液 10 mL，希硝酸 7 mL 及び水を加えて 50 mL とする（0.071％以下）．

（3）　**硫酸塩**　本品 0.5 g に熱湯 30 mL を加えてよくかき混ぜ，水浴上で 10 分間加熱した後，熱時傾斜してろ過し，残留物を熱湯でよく洗い，洗液をろ液に合わせ，冷後，水を加えて 100 mL とし，試料溶液とする．試料溶液 40 mL をとり，希塩酸 1 mL 及び水を加えて 50 mL とする．これを検液とし，試験を行う．比較液は 0.005 mol/L 硫酸 0.40 mL に希塩酸 1 mL 及び水を加えて 50 mL とする（0.096％以下）．

（4）　**重金属**　本品 2.0 g をとり，第 2 法により操作し，試験を行う．比較液には鉛標準液 2.0 mL を加える（10 ppm 以下）．

（5）　**ヒ素**　本品 1.0 g をとり，磁製るつぼに入れ，これに硝酸マグネシウム六水和物のエタノール(95)溶液（1 → 10）10 mL を加え，エタノールに点火して燃焼させた後，徐々に加熱して灰化する．冷後，残留物に塩酸 3 mL を加え，水浴上で加温して溶かし，検液とし，試験を行う（2 ppm 以下）．

乾燥減量　5.0％以下（1 g，105℃，1 時間）．

強熱残分　0.5％以下（1 g）．

定量法

（1）　**カルボキシメチル基**　本品を乾燥し，その約 1 g を精密に量り，正確に 0.1 mol/L 水酸化ナトリウム液 50 mL を加えて溶かし，過量の水酸化ナトリウムを 0.05 mol/L 硫酸で滴定する（指示薬：フェノールフタレイン試液 2 滴）．同様の方法で空試験を行う．

$$\text{0.1 mol/L 水酸化ナトリウム液 1 mL} = 5.904 \text{ mg} \quad C_2H_3O_2$$

（2）　**エトキシ基**　本品を乾燥し，その約 25 mg を精密に量り，次に示す操作法により試験を行う．

（ⅰ）　**洗浄液**　赤リン 1 g を水 100 mL に懸濁させる．

（ⅱ）　**吸収液**　酢酸カリウム 15 g を酢酸(100)／無水酢酸混液（9：1）150 mL に溶かし，その 145 mL を量り，臭素 5 mL を加える．用時製する．

（ⅲ）　**操作法**　ガス洗浄部 E に洗浄液を約 1／2 の高さまで入れ，また，吸収管 J に吸収液約 20 mL を入れる．本品を乾燥し，その約 25 mg を精密に量り，分解フラスコ A に入れ，次に沸騰石とヨウ化水素酸約 6 mL を加える．A のすり合わせ連結部 C をヨウ化水素酸 1 滴でぬらして空冷部 D に接続し，更に球面すり合わせ連結部 G を適当なシリコーン樹脂をつけて連結し，装置を組み立てる．ガス導入管 B より窒素又は二酸化炭素を通じ，適当な調節器を用いて E 中に出る気泡が 1 秒につき 2 個程度になるように調節する．A を油浴に浸し，浴の温度が 20〜30 分後，150℃ になるように加熱し，更に同温度で 60 分間煮沸する．油浴を外し，ガスを通したまま放冷し，冷後，G を取り外し，J の内容物を酢酸ナトリウム三水和物溶液（1 → 5）10 mL を入れた 500 mL の共栓三角フラスコに流し出し，水で数回洗い込み，更に水を加えて約 200 mL

とする．振り混ぜながら臭素の赤色が消えるまでギ酸を滴加した後，更に 1 mL を加える．次に
ヨウ化カリウム 3 g 及び希硫酸 15 mL を加え，栓をして軽く振り混ぜ，5 分間放置した後，遊離
したヨウ素を 0.1 mol/L チオ硫酸ナトリウム液で滴定する（指示薬：デンプン試液 1 mL）．同様
の方法で空試験を行い，補正する．

0.1 mol/L チオ硫酸ナトリウム液 1 mL＝0.7510 mg　C₂H₅O

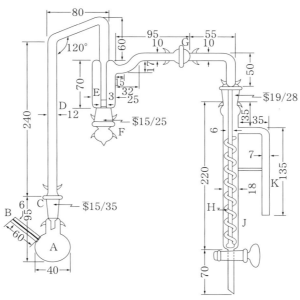

数字はmmを示す

A：分解フラスコ	F：ガラス栓
B：ガス導入管	G：球面すり合わせ連結部
C：すり合わせ連結部	H：ガス導管
D：空冷部	J：吸収管
E：ガス洗浄部	K：排ガス管

エトキシ基定量装置

貯法　容器　密閉容器．

投与経路　経口投与．

■医薬品添加物各条の部キサンタンガムの条を次のように改める.

109058

キサンタンガム

Xanthan Gum

　本品は炭水化物をキサントモナス属菌 *Xanthomonas Campestris* を用いて発酵させ，精製した後，乾燥し，粉砕したもので，主として D－グルコース，D－マンノース，D－グルクロン酸のナトリウム，カリウム及びカルシウム塩からなる多糖類である.

性状　本品は帯黄白色〜淡黄褐色の粉末で，僅かに特異なにおいがある.

　本品は水又は熱湯に溶けやすく，エタノール(99.5)又はジエチルエーテルにほとんど溶けない.

確認試験

（1）　本品 1 g を温湯 100 mL にかき混ぜながら加えるとき，粘稠性のある液となる.

（2）　本品 1.5 g にローカストビーンガム末 1.5 g を加えて混合した後，あらかじめ 80℃ に加温した温湯 300 mL 中に激しくかき混ぜながら徐々に加え，60℃ で 30 分間かき混ぜた後，放冷して室温とし，更に 2 時間以上放置するとき，堅いゴム状のゲルを形成する. また，本品につき，ローカストビーンガム末を加えないで同様の操作を行うとき，液はやや粘稠性のある液となり，ゲルを形成しない.

粘度

（1）　装置　ブルックフィールド型粘度計を用いる.

ブルックフィールド型粘度計

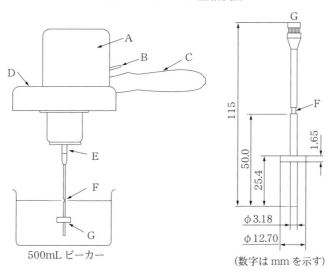

500mL ビーカー

（数字は mm を示す）

A：同期電動機		E：ジョイント	
B：クラッチレバー		F：浸液マーク	
C：把手		G：3号ローター	
D：目盛版			

（2）　操作法　本品の換算した乾燥物 3.00 g に対応する量を正確に量り，塩化カリウム 3.00 g と混合し，水 294 g を入れた 500 mL のビーカーに入れ，なるべく気泡が入らないように分散させ，更に 2 時間かき混ぜて溶かした後，気泡を除き，温度を 25±0.5℃ に調整し，試料溶液とする．ローター G をジョイント E に取り付け，気泡が付着しないようにして浸液マーク F まで試料溶液中にローターを浸せきし，ローターを毎分 60 回転させる．30 秒後に回転を停止させ，目盛 D を読み取り，換算乗数を乗じる．

　3号ローター　換算乗数：20

　本品の粘度は 600 mPa·s 以上である．

pH　本品 1.0 g を水 100 mL に溶かした液の pH は 5.0〜8.0 である．

純度試験

（1）　溶状　本品 0.5 g を熱湯 100 mL によくかき混ぜて溶かすとき，不溶物を認めない．

（2）　重金属　本品 1.0 g をとり，第 2 法により操作し，試験を行う．比較液には鉛標準液 2.0 mL を加える（20 ppm 以下）．

（3）　ヒ素　本品 2.5 g を分解フラスコにとり，硝酸 20 mL を加え，流動状となるまで穏やかに加熱する．冷後，硫酸 5 mL を加え，白煙が発生するまで加熱する．必要ならば，冷後，更に硝酸 5 mL を加えて加熱する．この操作を液が無色〜淡黄色となるまで繰り返す．冷後，シュウ酸アンモニウム飽和溶液 15 mL を加え，再び白煙が発生するまで加熱する．冷後，水を加えて 25 mL とする．この液 5 mL を検液とし，試験を行う．ただし，比較液はヒ素標準液 5.0 mL を分解フラスコにとり，硝酸 20 mL を加え，以下，試料と同様に操作する（2 ppm 以下）．

乾燥減量　15.0%以下（1 g，105℃，2.5 時間）．

灰分　5.5〜16.0%

ピルビン酸含量　本品 0.6 g をとり，水を加えて正確に 100 mL とする．この液 10 mL を正確に量り，1 mol/L 塩酸試液 20 mL を正確に加え，その質量を精密に量り，還流冷却器を付けて水浴上で 3 時間加熱する．冷後，フラスコ内容物の質量を還流前の質量に水で補正する．この液 2 mL を正確に量り，2,4－ジニトロフェニルヒドラジンの 2 mol/L 塩酸試液溶液（1 → 200）1 mL を正確に加えて振り混ぜ，5 分間放置した後，酢酸エチル 5 mL ずつで 2 回抽出する．酢酸エチル抽出液を合わせ，炭酸ナトリウム十水和物溶液（1 → 10）5 mL ずつで 3 回抽出する．全抽出液を合わせ，炭酸ナトリウム十水和物溶液（1 → 10）を加えて正確に 100 mL とし，試料溶液とする．別にピルビン酸 0.30 g をとり，水を加えて正確に 100 mL とする．この液 1 mL を正確に量り，水を加えて正確に 100 mL とする．この液 2 mL を正確に量り，2,4－ジニトロフェニルヒドラジンの 2 mol/L 塩酸試液溶液（1 → 200）1 mL を正確に加え，以下試料溶液と同様に操作し，比較液とする．これらの液につき，水を対照とし，波長 375 nm における吸光度を測定するとき，試料溶液の吸光度は比較液の吸光度より大きい．

貯法　容器　密閉容器．

投与経路　経口投与，一般外用剤，殺虫剤．

■医薬品添加物各条の部グリセロリン酸カルシウムの条を次のように改める.

001225　　　　　　　　# グリセロリン酸カルシウム

Calcium Glycerophosphate

$C_3H_7CaO_6P$：210.14

　　本品を乾燥したものは定量するとき，グリセロリン酸カルシウム（$C_3H_7CaO_6P$）98.0％以上を含む.

性状　本品は白色の粉末で，においはなく，僅かに苦味がある.

　　本品は冷水にやや溶けやすく，水にやや溶けにくく，熱湯，エタノール（95）又はジエチルエーテルにほとんど溶けない.

　　本品は希硝酸，希塩酸又は希酢酸に溶ける.

　　本品はやや吸湿性である.

確認試験

（1）　本品1gに5℃以下の水10mLを加え，よく振り混ぜて溶かし，この液5mLをとり，煮沸するとき，白色りん片状の結晶を析出する.また，この液3mLに酢酸鉛試液2〜3滴を加えるとき，白色の凝乳状沈殿を生じ，これに硝酸3mLを追加するとき，沈殿は溶ける.

（2）　本品1gを150℃で4時間乾燥し，赤外吸収スペクトル測定法の臭化カリウム錠剤法により測定するとき，波数3400 cm⁻¹，1128 cm⁻¹，1088 cm⁻¹及び1020 cm⁻¹付近に吸収を認める.

（3）　本品の水溶液（1→50）はカルシウム塩の定性反応を呈する.

純度試験

（1）　溶状　本品1.0gを水50mLに溶かすとき，液は無色で，濁りは次の比較液より濃くない.

　　比較液：塩化物標準液3.0mLに水10mL，薄めた硝酸（1→3）1mL，デキストリン水和物溶液（1→50）0.2mL及び硝酸銀試液1mLを加え，更に水を加えて50mLとし，振り混ぜた後，直射日光を避けて15分間放置する.

（2）　エタノール可溶物　本品1.0gをとり，エタノール（99.5）25mLを加えて振り混ぜてろ過し，ろ液を水浴上で蒸発し，残留物を60℃で1時間乾燥するとき，その量は10mg以下である.

（3）　アルカリ　本品1.0gを水60mLに溶かし，フェノールフタレイン試液5滴を加えて0.05 mol/L硫酸で滴定するとき，その消費量は1.5mL以下である.

（4）　塩化物　本品0.25gをとり，試験を行う.比較液には0.01 mol/L塩酸0.50mLを加える（0.070％以下）.

（5）　硫酸塩　本品0.5gをとり，試験を行う.比較液には0.005 mol/L硫酸0.50mLを加える（0.048％以下）.

（6）　リン酸塩　本品1.0gを希硝酸10mLに溶かし，冷七モリブデン酸六アンモニウム試液10mLを加えて10分間放置するとき，液の濁度は次の比較液の濁度より濃くない（0.04％以

下).

　　比較液：リン酸二水素カリウム 0.192 g を水 100 mL に溶かし，この液 3.0 mL をとり，希硝酸を加えて 100 mL とし，この液 10 mL をとり，冷七モリブデン酸六アンモニウム試液 10 mL を加えて 10 分間放置する．

（7） 重金属　本品 1.0 g を希酢酸 3 mL に溶かし，水を加えて 50 mL とする．これを検液とし，試験を行う．比較液は鉛標準液 2.0 mL に希酢酸 2 mL 及び水を加えて 50 mL とする（20 ppm 以下）．

（8） ヒ素　本品 1.0 g をとり，第 2 法により検液を調製し，試験を行う（2 ppm 以下）．

乾燥減量　13.0％以下（1 g，150℃，4 時間）．

定量法　本品を乾燥し，その約 1 g を精密に量り，3 mol/L 塩酸試液 10 mL に溶かし，水を加えて正確に 50 mL とする．この液 10 mL を正確に量り，水 50 mL を加え，水酸化カリウム溶液（1 → 10）10 mL を加えて約 1 分間放置した後，NN 指示薬 0.1 g を加え，直ちに 0.05 mol/L エチレンジアミン四酢酸二水素二ナトリウム液で滴定する．ただし，滴定の終点は液の赤紫色が青色に変わるときとする．

　　　　　　　　0.05 mol/L エチレンジアミン四酢酸二水素二ナトリウム液 1 mL

　　　　　　　＝10.507 mg　$C_3H_7CaO_6P$

貯法　容器　気密容器．

投与経路　経口投与．

■医薬品添加物各条の部 *N*－ココイル－L－アルギニンエチルエステル DL－ピロリドンカルボン
酸塩の条を次のように改める.

120017　　**N－ココイル－L－アルギニンエチルエステル**
DL－ピロリドンカルボン酸塩

N-Cocoyl-L-Arginineethylester DL-Pyrrolidonecarboxylate

　本品はL－アルギニンとヤシ油又はパーム核油由来の脂肪酸とを縮合してエステル化し，更
にDL－ピロリドンカルボン酸塩とした陽イオン界面活性剤である.

　本品を乾燥したものは定量するとき，*N*－ココイル－L－アルギニンエチルエステル DL－ピロ
リドンカルボン酸塩（分子量519.5 として）90％以上を含む.

性状　本品は白色の結晶性の粉末で，においはないか，又は僅かに特異なにおいがある.

　本品はメタノールに溶けやすく，水又はエタノール(95)にやや溶けにくく，ジエチルエーテ
ルにほとんど溶けない.

確認試験

（1）　本品の水溶液（1→1000）5 mL に 1－ナフトール試液 0.5 mL を加えてよく振り混ぜ，
N－ブロモスクシンイミド試液 0.5 mL を加えるとき，液は赤色を呈する.

（2）　本品を乾燥し，赤外吸収スペクトル測定法の臭化カリウム錠剤法により測定するとき，
波数 3310 cm^{-1}，1745 cm^{-1}及び 1640 cm^{-1}付近に吸収を認める.

pH　本品 1.0 g を水 100 mL に溶かした液の pH は 4.5〜6.5 である.

純度試験　重金属　本品 1.0 g をとり，第 3 法により操作し，試験を行う.比較液には鉛標準液 2.0
mL を加える（20 ppm 以下）.

乾燥減量　3.0％以下（2 g，105℃，3 時間）.

定量法　装置　図に示すものを用いる.接続部は，すり合わせにしてもよい.装置に用いるゴム
は，すべて水酸化ナトリウム試液中で 10 分間煮沸した後，水でよく洗ってから用いる.

　　A：ケルダールフラスコ（容量約 300 mL）

　　B：アルカリ溶液注入用漏斗

　　C：ピンチコック付きゴム管

　　D：しぶき止め

　　E：冷却器

　　F：受器

　　G：小孔（径は，管の内径にほぼ等しい）

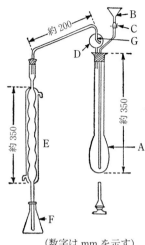

（数字は mm を示す）

操作法　本品を乾燥し，その約 0.2 g を精密に量り，ケルダールフラスコに入れ，これに粉末にした硫酸カリウム 10 g 及び硫酸銅（Ⅱ）五水和物 1 g の混合物 5.5 g を加え，フラスコの首に付着した試料を少量の水で洗い込み，更にフラスコの内壁に沿って硫酸 20 mL を加える．次に泡だちがほとんどやむまで静かに加熱し，更に加熱を強めて沸騰させ，液が青色澄明となった後，更に 2 時間加熱する．冷後，水 150 mL を注意しながら加える．これに沸騰石を加えて装置を組み立てる．受器 F には 0.05 mol/L 硫酸 25 mL 及び水約 50 mL を入れ，冷却器 E の下端をこの液に浸す．漏斗 B から水酸化ナトリウム溶液（2 → 5）85 mL を徐々に加え，更に少量の水で洗い込み，直ちにピンチコック付きゴム管 C のピンチコックを閉じ，フラスコを軽く揺り動かして内容物を混合した後，静かに加熱し，沸騰し始めたならば加熱を強めて，内容物の 2／3 容量が留出するまで蒸留する．冷却器の下端を液面からはなし，付着物を少量の水で洗い込み，過量の酸を 0.1 mol/L 水酸化ナトリウム液で滴定する（指示薬：ブロモクレゾールグリーン・メチルレッド試液 3 滴）．同様の方法で空試験を行う．

　　　　0.05 mol/L 硫酸 1 mL

　　　　　＝10.39 mg　*N*－ココイル－ᴸ－アルギニンエチルエステル ᴅʟ－ピロリドンカルボン酸塩

貯法　容器　密閉容器．

投与経路　一般外用剤．

■医薬品添加物各条の部コロイド性含水ケイ酸アルミニウムの条を次のように改める.

110204　# コロイド性含水ケイ酸アルミニウム

Colloidal Hydrous Aluminum Silicate

本品は天然に産するコロイド性含水ケイ酸アルミニウムである.

性状　本品は白色〜淡黄褐色の微細な粉末で，においはない.

本品は水，エタノール(95)又はジエチルエーテルにほとんど溶けない.

本品は水に入れると膨潤する.

確認試験

（1）　本品 0.5 g に薄めた硫酸（1 → 3）3 mL を加え，白煙が発生するまで加熱し，冷後，水 20 mL を加えてろ過し，ろ液 5 mL にアンモニア試液 3 mL を加えるとき，白色ゲル状の沈殿を生じる．これにアリザリンレッド S 試液 5 滴を加えるとき，赤色に変わる.

（2）　（1）の残留物を水で洗い，メチレンブルー溶液（1 → 10000）2 mL を加え，次に水で洗うとき，残留物は青色を呈する.

pH　本品 1.0 g に水 20 mL を加え，振り混ぜて懸濁した液の pH は 9.0〜10.5 である.

純度試験

（1）　重金属　本品 1.5 g に水 80 mL 及び塩酸 5 mL を加え，20 分間よく振り混ぜながら穏やかに煮沸し，冷後，遠心分離し，上澄液をとり，沈殿を水 10 mL ずつで 2 回洗い，毎回遠心分離し，上澄液及び洗液を合わせ，アンモニア水（28）を滴加し，沈殿が僅かに生じたとき，強く振り動かしながら希塩酸を滴加して再び溶かす．この液に塩化ヒドロキシルアンモニウム 0.45 g を加えて加熱し，冷後，酢酸ナトリウム三水和物 0.45 g，希酢酸 6 mL 及び水を加えて 150 mL とする．この液 50 mL をとり，これを検液とし，試験を行う．比較液は鉛標準液 2.5 mL に塩化ヒドロキシルアンモニウム 0.15 g，酢酸ナトリウム三水和物 0.15 g，希酢酸 2 mL 及び水を加えて 50 mL とする（50 ppm 以下）.

（2）　異物　本品 2.0 g を乳鉢に入れ，水 20 mL を加えて膨潤させ，乳棒で均等に分散させた後，水を加えて 100 mL とする．この分散液を 200 号（75 µm）ふるいを通し，水で洗い，ふるいの目の上を指でこするとき，砂を感じない.

乾燥減量　5.0〜10.0 %（2 g，105℃，2 時間）.

ゲル形成力　本品 6.0 g を酸化マグネシウム 0.30 g と混ぜ，水 200 mL を入れた 500 mL の共栓シリンダーに数回に分けて加え，1 時間揺り動かし，その懸濁液 100 mL を 100 mL のメスシリンダーに移し，24 時間放置するとき，上層に分離する澄明液は 2 mL 以下である.

膨潤力　本品 2.0 g をとり，水 100 mL を入れた 100 mL のメスシリンダーに 10 回に分けて加える．ただし，先に加えた試料がほとんど沈着した後，次の試料を加える．これを 24 時間放置するとき，器底の塊の見かけの容積は 20 mL の目盛り以上である.

貯法　容器　密閉容器.

投与経路　一般外用剤.

■医薬品添加物各条の部ジイソプロパノールアミンの条を次のように改める.

101860

ジイソプロパノールアミン

Diisopropanolamine

$$H_3C-CH(OH)-CH_2-NH-CH_2-CH(OH)-CH_3$$

$C_6H_{15}NO_2$：133.19

　本品は主としてジイソプロパノールアミンからなる．本品は定量するとき，換算した脱水物に対し，ジイソプロパノールアミン（$C_6H_{15}NO_2$）94.0〜105.0％を含む．

性状　本品は白色の結晶又は粉末で，僅かにアンモニアようのにおいがある．

　本品は水，メタノール又はエタノール(95)に溶けやすく，ジエチルエーテルにやや溶けやすい．

確認試験

（1）　本品1gに硫酸銅（Ⅱ）試液0.1mLを加えるとき，液は青色を呈する．この液に水酸化ナトリウム試液5mLを加え，加熱濃縮して2mLとするとき，液の色は変化しない．

（2）　本品の水溶液（1→10）5mLにチオシアン酸アンモニウム・硝酸コバルト（Ⅱ）試液1mL，水5mL及び塩化ナトリウム飽和溶液5mLを加えて振り混ぜるとき，液は暗赤色を呈する．これに3－メチル－1－ブタノール10mLを加えて振り混ぜるとき，3－メチル－1－ブタノール層は淡赤色を呈する．

（3）　本品及び薄層クロマトグラフィー用ジイソプロパノールアミン0.5gずつをエタノール(95)10mLに溶かし，試料溶液及び標準溶液とする．これらの液につき，薄層クロマトグラフィーにより試験を行う．試料溶液及び標準溶液5μLずつを薄層クロマトグラフィー用シリカゲルを用いて調製した薄層板にスポットする．次にエタノール(95)／メタノール／アンモニア水(28)／水混液（60：20：19：1）を展開溶媒として約10cm展開した後，薄層板を風乾する．これにブロモクレゾールグリーンのエタノール(95)溶液（1→1000）を均等に噴霧した後，温風で乾燥するとき，試料溶液及び標準溶液から得たスポットの色調及びR_f値は等しい．

純度試験

（1）　重金属　本品1.0gをとり，第2法により操作し，試験を行う．比較液には鉛標準液2.0mLを加える（20ppm以下）．

（2）　ヒ素　本品2.5gに硝酸20mLを徐々に加えた後，流動状となるまで弱く加熱する．冷後，硫酸5mLを加え，褐色の煙が出なくなるまで加熱する．冷後，時々硝酸2〜3mLずつを追加して液が無色〜微黄色になるまで加熱を続ける．冷後，シュウ酸アンモニウム飽和溶液15mLを加え，白煙が発生するまで加熱する．冷後，水を加えて25mLとし，この液10mLをとり，これを検液とし，試験を行う（2ppm以下）．

水分　1.0％以下（0.5 g，直接滴定）.

強熱残分　0.05％以下（2 g）.

定量法　本品約 2 g を精密に量り，水 75 mL に振り混ぜて溶かし，1 mol/L 塩酸で滴定する（指示薬：メチルレッド試液 2 滴）.

$$1 \text{ mol/L 塩酸 } 1 \text{ mL} = 133.19 \text{ mg} \quad C_6H_{15}NO_2$$

貯法

　保存条件　冷所に保存する.

　容器　気密容器.

投与経路　一般外用剤.

■医薬品添加物各条の部ジエタノールアミンの条を次のように改める．

101808 # ジエタノールアミン

Diethanolamine

HO～N(H)～OH

$C_4H_{11}NO_2 : 105.14$

本品は主としてジエタノールアミンからなり，通例モノエタノールアミン及び 2,2′, 2″ーニトリロトリエタノールを含む．

本品は定量するとき，ジエタノールアミン（$C_4H_{11}NO_2 : 105.14$）として 98.0〜102.0％を含む．

性状　本品は無色〜微黄色の粘性の液で，僅かにアンモニアようのにおいがある．

本品は水，メタノール又はエタノール(95)と混和し，ジエチルエーテルに溶けにくい．

本品は吸湿性である．

確認試験

（1）　本品 1 mL に硫酸銅（Ⅱ）試液 0.1 mL を加えるとき，液は青色を呈する．この液に水酸化ナトリウム試液 5 mL を加え，加熱濃縮して 2 mL とするとき，液の色は変化しない．

（2）　本品の水溶液（1→10）5 mL にチオシアン酸アンモニウム・硝酸コバルト（Ⅱ）試液 1 mL，水 5 mL 及び塩化ナトリウム飽和溶液 5 mL を加えて振り混ぜるとき，液は暗赤色を呈する．これに 3ーメチルー1ーブタノール 10 mL を加えて振り混ぜるとき，3ーメチルー1ーブタノール層はほとんど着色しない．

（3）　本品及び薄層クロマトグラフィー用ジエタノールアミン 0.20 g ずつをメタノール 10 mL に溶かし，試料溶液及び標準溶液とする．これらの液につき薄層クロマトグラフィーにより試験を行う．試料溶液及び標準溶液 5 μL ずつを薄層クロマトグラフィー用シリカゲルを用いて調製した薄層板にスポットする．次にエタノール(95)／メタノール／アンモニア水 (28)／水混液（60：20：19：1）を展開溶媒として約 10 cm 展開した後，薄層板を風乾する．これにブロモクレゾールグリーンのエタノール(95)溶液（1→1000）を均等に噴霧した後，温風で乾燥するとき，試料溶液及び標準溶液から得たスポットの R_f 値は等しい．

屈折率　$n_D^{30} : 1.470〜1.480$

比重　$d_{20}^{30} : 1.089〜1.096$

pH　本品 1.0 g を水 10 mL に混和した液の pH は 10.5〜11.5 である．

純度試験

（1）　溶状　本品 5 mL を水 15 mL に混和するとき，液は澄明である．

（2）　重金属　本品 1.0 g をとり，第 1 法により操作し，試験を行う．比較液には鉛標準液 2.0 mL を加える（20 ppm 以下）．

（3）　鉄　本品 2.0 g に水 10 mL 及び塩酸 3 mL を加えて溶かし，ペルオキソ二硫酸アンモニウム 0.03 g 及び 1－ブタノール性チオシアン酸カリウム試液 10 mL を加え，30 秒間強く振り混ぜるとき，液の色は次の比較液より濃くない.

　　比較液：鉄標準液 1.0 mL をとり，以下同様に操作する（5 ppm 以下）.

（4）　ヒ素　本品 1.0 g をとり，第 1 法により検液を調製し，試験を行う（2 ppm 以下）.

水分　0.5％以下（2 g，直接滴定）.

強熱残分　0.05％以下（2 g）.

定量法　本品約 2 g を精密に量り，水 75 mL を加えて振り混ぜた後，1 mol/L 塩酸で滴定する（指示薬：メチルレッド試液 2 滴）.

$$1 \text{ mol/L 塩酸 } 1 \text{ mL} = 105.14 \text{ mg}　C_4H_{11}NO_2$$

貯法

　保存条件　遮光して保存する.

　容器　気密容器.

投与経路　静脈内注射，一般外用剤.

■医薬品添加物各条の部 α－シクロデキストリンの条を次のように改める.

110559 **α－シクロデキストリン**

α-Cyclodextrin

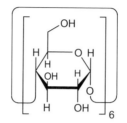

$(C_6H_{10}O_5)_6：972.84$

本品はデンプンを cyclodextrin glycosyltransferase で分解して得た環状のデキストリンである.

性状 本品は白色の結晶又は結晶性の粉末で, においはなく, 味は僅かに甘い.

本品は水に溶けやすく, メタノール, エタノール(95), アセトン又はジエチルエーテルにほとんど溶けない.

融点：約 260℃（分解）.

確認試験 本品 0.2 g にヨウ素試液 2 mL を加え, 水浴中で加温して溶かした後, 室温に放置するとき, 暗青緑色の沈殿を生じる.

旋光度 $[\alpha]_D^{20}：+147 \sim +152°$ （乾燥後, 1 g, 水, 100 mL, 100 mm）.

純度試験

（1） 溶状 本品 0.5 g に水 10 mL を加えて溶かすとき, 液は無色澄明である.

（2） 塩化物 本品 0.5 g をとり, 試験を行う. 比較液には 0.01 mol/L 塩酸 0.25 mL を加える（0.018％以下）.

（3） 重金属 本品 2.0 g をとり, 第 2 法により操作し, 試験を行う. 比較液には鉛標準液 2.0 mL を加える（10 ppm 以下）.

（4） ヒ素 本品 1.0 g をとり, 第 3 法により検液を調製し, 試験を行う（2 ppm 以下）.

（5） 類縁物質 本品 0.5 g に水 50 mL を加え, 水浴中で加温して溶かし, 試料溶液とする. この液につき, 薄層クロマトグラフィーによって試験を行う. 試料溶液 3 μL を薄層クロマトグラフィー用シリカゲルを用いて調製した薄層板にスポットする. 次に 1－プロパノール／水／酢酸エチル／アンモニア水混液（6：3：1：1）を展開溶媒として約 15 cm 展開した後, 薄層板を風乾する. これにヨウ素のメタノール溶液（1→50）を均等に噴霧するとき, 青紫色の単一のスポットを認める.

（6） 還元性物質 本品を 105℃ で 4 時間減圧乾燥し, その 2.0 g を正確に量り, 水 25 mL を加

えて溶かし，フェーリング試液 40 mL を加え，3 分間穏やかに煮沸する．冷後，沈殿がなるべくフラスコ内に残るように注意しながら上澄液をガラスろ過器（G4）を用いてろ過し，沈殿を温湯で洗液がアルカリ性を呈しなくなるまで洗い，洗液は先のガラスろ過器を用いてろ過する．フラスコ内の沈殿に硫酸鉄（Ⅲ）試液 20 mL を加えて溶かし，これを先のガラスろ過器を用いてろ過した後，水洗し，ろ液及び洗液を合わせ，80℃ に加熱し，0.02 mol/L 過マンガン酸カリウム液で滴定するとき，その消費量は 6.3 mL 以下である．

乾燥減量　12.0％以下（1 g，減圧・0.67 kPa 以下，105℃，4 時間）．

強熱残分　0.10％以下（1 g）．

貯法　容器　気密容器．

投与経路　経口投与．

■医薬品添加物各条の部β－シクロデキストリンの条を次のように改める．

108572　　　　　　# β－シクロデキストリン

β-Cyclodextrin

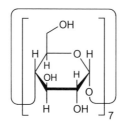

$$(C_6H_{10}O_5)_7 ： 1134.98$$

　　本品はデンプンを cyclodextrin glycosyltransferase で分解して得た環状のデキストリンである．

性状　本品は白色の結晶又は結晶性の粉末で，においはなく，味は僅かに甘い．

　　本品は水にやや溶けにくく，メタノール，エタノール(95)，アセトン又はジエチルエーテルにほとんど溶けない．

　　融点：約270℃（分解）．

確認試験　本品0.2 g にヨウ素試液2 mL を加え，水浴中で加温して溶かした後，室温に放置するとき，黄褐色の沈殿を生じる．

旋光度　$[\alpha]_D^{20}$：＋159〜＋164°（乾燥後，1 g，水，100 mL，100 mm）．

純度試験

（1）　溶状　本品0.5 g に水50 mL を加えて溶かすとき，液は無色澄明である．

（2）　塩化物　本品0.5 g をとり，試験を行う．比較液には0.01 mol/L 塩酸0.25 mL を加える（0.018％以下）．

（3）　重金属　本品2.0 g をとり，第2法により操作し，試験を行う．比較液には鉛標準液2.0 mL を加える（10 ppm 以下）．

（4）　ヒ素　本品1.0 g をとり，第3法により検液を調製し，試験を行う（2 ppm 以下）．

（5）　類縁物質　本品0.5 g に水50 mL を加え，水浴中で加温して溶かし，試料溶液とする．この液につき，薄層クロマトグラフィーによって試験を行う．試料溶液3 μL を薄層クロマトグラフィー用シリカゲルを用いて調製した薄層板にスポットする．次に1－プロパノール／水／酢酸エチル／アンモニア水混液（6：3：1：1）を展開溶媒として約15 cm 展開した後，薄層板を風乾する．これにヨウ素のメタノール溶液（1 → 50）を均等に噴霧するとき，黄色の単一のスポットを認める．

（6）　還元性物質　本品を105℃で4時間減圧乾燥し，その1.0 g を正確に量り，水25 mL を加

えて溶かし，フェーリング試液 40 mL を加え，3 分間穏やかに煮沸する．冷後，沈殿がなるべくフラスコ内に残るように注意しながら上澄液をガラスろ過器（G4）を用いてろ過し，沈殿を温湯で洗液がアルカリ性を呈しなくなるまで洗い，洗液は先のガラスろ過器を用いてろ過する．フラスコ内の沈殿に硫酸鉄（Ⅲ）試液 20 mL を加えて溶かし，これを先のガラスろ過器を用いてろ過した後，水洗し，ろ液及び洗液を合わせ，80℃ に加熱し，0.02 mol/L 過マンガン酸カリウム液で滴定するとき，その消費量は 3.2 mL 以下である．

乾燥減量　12.0％以下（1 g，減圧・0.67 kPa 以下，105℃，4 時間）．

強熱残分　0.10％以下（1 g）．

貯法　容器　気密容器．

投与経路　経口投与，一般外用剤，歯科外用及び口中用．

■医薬品添加物各条の部ジシクロヘキシルアミン亜硝酸塩の条を次のように改める.

890049 # ジシクロヘキシルアミン亜硝酸塩

Dicyclohexylamine Nitrite

亜硝酸ジシクロヘキシルアミン

$$C_{12}H_{23}N \cdot HNO_2：228.33$$

本品を乾燥したものは定量するとき，ジシクロヘキシルアミン亜硝酸塩（$C_{12}H_{23}N \cdot HNO_2$）98.0％以上を含む.

性状 本品は白色の粉末である.

本品は水又はエタノール(95)にやや溶けやすく，酢酸(100)に溶けにくく，ジエチルエーテルにほとんど溶けない.

本品は光によって徐々に褐色に変わる.

融点：約170℃（分解）.

確認試験

（1） 本品0.1gを希硫酸5mLに溶かすとき，特異なにおいのある黄褐色のガスを発生し，少量の硫酸鉄（Ⅱ）七水和物の結晶を追加するとき，液は暗黄褐色を呈する.

（2） 本品の水溶液（1→10000）10mLに塩酸1mL及びスルファニルアミド溶液（1→500）5mLを加え，2〜3分間放置した後，N−1−ナフチルエチレンジアミン二塩酸塩溶液（1→1000）1mLを加えるとき，液は赤紫色を呈する.

pH 本品0.1gを水10mLに溶かした液のpHは6.0〜7.0である.

乾燥減量 0.5％以下（1g，105℃，2時間）.

定量法 本品を乾燥し，その約0.13gを精密に量り，酢酸（100）70mLに溶かし，0.1mol/L過塩素酸で滴定する（電位差滴定法）.同様の方法で空試験を行い，補正する.

$$0.1 \text{mol/L 過塩素酸} 1 \text{mL} = 22.833 \text{mg} \quad C_{12}H_{23}N \cdot HNO_2$$

貯法 容器 密閉容器.

投与経路 殺虫剤.

■医薬品添加物各条の部ジブチルヒドロキシトルエンの条を次のように改める.

005217 <h1 style="text-align:center">ジブチルヒドロキシトルエン</h1>

<h3 style="text-align:center">Dibutylhydroxytoluene</h3>

<h3 style="text-align:center">BHT</h3>

$C_{15}H_{24}O : 220.35$

性状　本品は無色の結晶又は白色の結晶性の粉末若しくは塊で，においはないか，又は僅かに特異なにおいがあり，味はない.

　　本品は N,N－ジメチルホルムアミド，アセトン，酢酸エチル，ジエチルエーテルに極めて溶けやすく，メタノール又はエタノール(95)に溶けやすく，水にほとんど溶けない.

確認試験

（1）　本品 5 mg に 5－ニトロソ－8－キノリノールの硫酸溶液（1→100）1～2 滴を加えるとき，溶けながら黄色を呈し，次いで液は赤褐色となる.

（2）　本品のエタノール(95)溶液（1→30）1 mL に希塩化鉄（Ⅲ）試液 3～4 滴を加えるとき，呈色しないが，更に 2,2′－ビピリジルの小結晶を加えるとき，液は赤色を呈する. ただし，希塩化鉄（Ⅲ）試液は空試験で呈色しないものを用いる.

（3）　本品につき，赤外吸収スペクトル測定法の臭化カリウム錠剤法により測定するとき，波数 3610 cm^{-1}，1430 cm^{-1}，1230 cm^{-1}，1152 cm^{-1} 及び 865 cm^{-1} 付近に吸収を認める.

吸光度　$E_{1cm}^{1\%}$（278 nm）：82～88（0.025 g，エタノール(95)，500 mL）.

融点　69.5～72.0℃

純度試験

（1）　溶状　本品 1.0 g にエタノール(95) 10 mL を加えて溶かすとき，液は無色澄明である.

（2）　硫酸塩　本品 1.0 g に N,N－ジメチルホルムアミド 40 mL を加えて溶かし，希塩酸 1 mL 及び N,N－ジメチルホルムアミドを加えて 50 mL とする. これを検液とし，試験を行う. 比較液は 0.005 mol/L 硫酸 0.40 mL に希塩酸 1 mL 及び N,N－ジメチルホルムアミドを加えて 50 mL とする （0.019％以下）.

（3）　重金属　本品 1.0 g にアセトン 40 mL を加えて溶かし，希酢酸 2 mL 及び水を加えて 50 mL とする. これを検液とし，試験を行う. 比較液は鉛標準液 2.0 mL にアセトン 40 mL，希酢

酸 2 mL 及び水を加えて 50 mL とする（20 ppm 以下）．

（4） *p*−クレゾール　本品 1.0 g に水 10 mL 及びアンモニア水（28）1 mL を加え，時々振り混ぜながら水浴中で 3 分間加熱し，冷後，ろ過する．残留物を少量の水で洗い，ろ液及び洗液を合わせ，水を加えて 100 mL とし，試料溶液とする．試料溶液 3.0 mL をとり，ネスラー管に入れ，リンモリブデン酸 *n* 水和物のエタノール(95)溶液（1 → 20）1 mL 及びアンモニア試液 0.2 mL を加えて振り混ぜ，水を加えて 50 mL とし，10 分間放置するとき，液の色は次の比較液より濃くない．

　　比較液：*p*−クレゾール溶液（1 → 100000）3.0 mL をとり，ネスラー管に入れ，以下試料溶液と同様に操作する．

水分　0.2％以下（5 g，直接滴定）．

強熱残分　0.05％以下（2 g）．

貯法　容器　密閉容器．

投与経路　経口投与，一般外用剤，経皮，舌下適用，直腸膣尿道適用，歯科外用及び口中用，殺虫剤．

■医薬品添加物各条の部精製卵黄レシチンの条を次のように改める.

105692　　　　　　　　　# 精製卵黄レシチン

Purified Yolk Lecithin
精製卵黄リン脂質

　本品はニワトリの卵黄から精製して得たレシチンで，定量するとき，換算した脱水物に対し，リン（P：30.97）3.5〜4.2％及び窒素（N：14.01）1.6〜2.0％を含む.

　本品には安定剤として適切な型のトコフェロールを加えることができる.

性状　本品は白色〜橙黄色の粉末又は塊で，僅かに特異なにおい及び緩和な味がある.

　本品はクロロホルムに極めて溶けやすく，ジエチルエーテル又はヘキサンに溶けやすく，エタノール(95)にやや溶けやすく，水又はアセトンにほとんど溶けない.

確認試験

（1）　定量法（1）で得た試料溶液は青色を呈する.

（2）　本品1.0gにジエチルエーテル5mLを加えて溶かし，アセトン15mLを加えるとき，白色〜淡黄色の不溶物を生じる.

（3）　本品0.5gに薄めた塩酸（1→2）5mLを加え，水浴上で2時間加熱した後，ろ過し，試料溶液とする.　別に塩化コリン0.1gに薄めた塩酸（1→2）を加えて溶かし，20mLとし，標準溶液とする.　試料溶液及び標準溶液につき，薄層クロマトグラフィーにより試験を行う.　試料溶液及び標準溶液10μLずつを薄層クロマトグラフィー用シリカゲルを用いて調製した薄層板にスポットする.　次にクロロホルム／メタノール／水混液（65：25：4）を展開溶媒として約10cm展開した後，薄層板を風乾する.　これに噴霧用ドラーゲンドルフ試液を噴霧するとき，試料溶液から得た主スポット及び標準溶液から得たスポットは黄赤色を呈し，それらのR_f値は等しい.

酸価　25以下.

ヨウ素価　60〜82

純度試験

（1）　重金属　本品2.0gに水酸化ナトリウム試液10mLを加え，水浴上で蒸発乾固し，弱く加熱して450〜500℃で炭化する.　冷後，硝酸2mLを加え，弱く加熱し，更に450〜500℃で強熱し，灰化する.　なお，炭化物が残るときは，硝酸少量で潤し，弱く加熱し，更に450〜500℃で強熱し，灰化する.　冷後，塩酸1mL及び硝酸0.5mLを加え，水浴上で蒸発乾固し，残留物に希塩酸1mL及び水15mLを加え，加温して溶かす.　次にフェノールフタレイン試液1滴を加え，微赤色となるまでアンモニア試液を滴加し，希酢酸を加えて僅かに酸性とし，更に希酢酸2mLを加え，必要ならばろ過し，水を加えて50mLとする.　これを検液とし，試験を行う.　比較液には鉛標準液2.0mLを加える（10ppm以下）.

（2）　ヒ素　本品4.0gに水酸化ナトリウム試液40mL及び水20mLを加え，かき混ぜながら

水浴上で 1 時間加熱した後，希硫酸 30 mL を加え，生じる不溶物をジエチルエーテル 100 mL ずつで 3 回抽出して除き，水を加えて 100 mL とする．この液 25 mL をとり，水浴上で 5 mL になるまで濃縮する．これを検液とし，試験を行う（2 ppm 以下）．

水分　4.0% 以下（0.5 g，直接滴定）．

定量法

（1）　リン　本品約 0.5 g を精密に量り，クロロホルムを加えて溶かし，正確に 50 mL とする．この液 1 mL を正確に量り，クロロホルムを加えて正確に 50 mL とする．この液 1 mL を正確に試験管に量り，水浴上で加熱し，クロロホルムを蒸発する．次に過塩素酸 1.0 mL を加え，試験管口にガラス玉を置き，液が無色澄明となるまで徐々に加熱する．冷後，水 1.0 mL，七モリブデン酸六アンモニウム・硫酸試液 2.5 mL 及び 1－アミノ－2－ナフトール－4－スルホン酸試液 1.0 mL を加え，水を加えて正確に 20 mL とした後，水浴中で 10 分間加熱し，冷後，試料溶液とする．別にリン酸標準液 1 mL を正確に試験管に量り，過塩素酸 1.0 mL，七モリブデン酸六アンモニウム・硫酸試液 2.5 mL 及び 1－アミノ－2－ナフトール－4－スルホン酸試液 1.0 mL を加え，以下試料溶液と同様に操作し，標準溶液とする．別に水 1.0 mL を試験管にとり，過塩素酸 1.0 mL，七モリブデン酸六アンモニウム・硫酸試液 2.5 mL 及び 1－アミノ－2－ナフトール－4－スルホン酸試液 1.0 mL を加え，以下試料溶液と同様に操作し，空試験溶液とする．試料溶液及び標準溶液につき，空試験溶液を対照として波長 820 nm における吸光度 A_T 及び A_S を測定する．

$$リン（P）の量（mg）= \frac{A_T}{A_S} \times 20.38$$

（2）　窒素　本品約 0.15 g を精密に量り，窒素定量法により試験を行う．

$$0.005 \, mol/L \, 硫酸 1 \, mL = 0.1401 \, mg \quad N$$

貯法

保存条件　空気を窒素（日局）で置換して −20℃ 以下で保存する．

容器　気密容器．

投与経路　静脈内注射．

■医薬品添加物各条の部タウマチンの条を次のように改める.

531009　　　　　　　　　# タウマチン

Thaumatin

ソーマチン

　　本品は *Thaumatococcus daniellii* Bentham（クズウコン科 *Marantaceae*）の果実の仮種皮より酸性水で抽出し，pH を上げて沈殿物を除去し，精製して得られたもので，主としてタンパク質からなる.

　　本品を乾燥したものは定量するとき，窒素（N：14.01）15.0～18.0％を含む.

性状　　本品は淡黄褐色～灰褐色の粉末又は薄片で，においはなく，味は極めて甘い．本品の水溶液（1 → 100000）でも甘味がある.

　　本品は水に溶けやすく，エタノール(99.5)にほとんど溶けない.

　　本品は吸湿性である.

確認試験　　本品の水溶液（1 → 100）2 mL に，ニンヒドリン・酢酸緩衝液 2 mL 及び硫酸ヒドラジニウム水溶液（13 → 25000）2 mL を加え，水浴中で加熱するとき，液は青紫色を呈する.

吸光度　　本品の水溶液（1 → 2000）につき，紫外可視吸光度測定法により吸収スペクトルを測定するとき，波長 276～280 nm に吸収の極大を示し，この波長における比吸光度は，換算した乾燥物に対し，11.8～13.4 である.

pH　　本品 1.0 g を水 100 mL に溶かした液の pH は 2.5～4.0 である.

純度試験

（1）　溶状　　本品 1.0 g を水 20 mL に溶かすとき，液は淡褐色澄明である.

（2）　重金属　　本品 1.0 g をとり，第 2 法により操作し，試験を行う．比較液には鉛標準液 2.0 mL を加える（20 ppm 以下）.

（3）　アルミニウム　　本品の換算した乾燥物 2.0 g に対応する量を精密に量り，弱く加熱して炭化する．冷後，硫酸少量を加え，白煙が生じなくなるまで注意して加熱した後，450～550℃ で強熱して灰化する．冷後，0.2 mol/L 塩酸試液を加え，正確に 25 mL とし，試料溶液とする．別にアルミニウム標準原液適量を正確に量り，水を加えて 1 mL 中にアルミニウム（Al：26.98）2.0～10.0 μg を含むように薄め，アルミニウム定量用標準溶液とする．試料溶液及びアルミニウム定量用標準溶液につき，次の条件で原子吸光光度法により試験を行い，アルミニウム定量用標準溶液の吸光度から得た検量線を用いて試料溶液のアルミニウム含量を求めるとき，100 ppm 以下である.

　　使用ガス：

　　　可燃性ガス：アセチレン

　　　支燃性ガス：亜酸化窒素

　　ランプ：アルミニウム中空陰極ランプ

波長：309.3 nm

（4）ヒ素　本品 1.0 g をとり，第 3 法により検液を調製し，試験を行う（2 ppm 以下）．

（5）炭水化物　本品の換算した乾燥物 0.5 g に対応する量を精密に量り，塩酸で pH 3.0 に調整した水に溶かし，正確に 50 mL とする．この液 0.10 mL をとり，システイン・硫酸試液 6 mL を正確に加え，水浴中で 3 分間加熱した後，冷水で 5 分間冷却し，試料溶液とする．別にブドウ糖適量を精密に量り，水を加えて 1 mL 中にブドウ糖（$C_6H_{12}O_6$：180.16）10〜100 μg を含むように薄め，これらの液につき，試料溶液と同様に操作し，標準溶液とする．試料溶液及び各標準溶液につき，塩酸で pH 3.0 に調整した水 0.10 mL を用いて同様に操作して得た液を対照とし，紫外可視吸光度測定法により試験を行い，波長 400 nm における吸光度を測定する．各標準溶液から得た吸光度から，縦軸を吸光度，横軸を濃度とする検量線を作成する．これに試料溶液から得られた吸光度をあてて試料溶液中のブドウ糖含量を求め，試料 1 g 中の炭水化物（%）として計算するとき，3.0 % 以下である．

乾燥減量　9.0 % 以下（1 g，105℃，3 時間）．

強熱残分　2.0 % 以下（1 g，乾燥物換算）．

定量法　本品を乾燥し，その約 0.015 g を精密に量り，窒素定量法により試験を行う．

0.005 mol/L 硫酸 1 mL ＝ 0.1401 mg　N

貯法　容器　気密容器．

投与経路　経口投与．

■医薬品添加物各条の部トリイソプロパノールアミンの条を次のように改める.

107458　　　　　　　　　　# トリイソプロパノールアミン

Triisopropanolamine

HO　CH₃
OH
N
H₃C　CH₃
OH

$C_9H_{21}NO_3$：191.27

　　本品は主としてトリイソプロパノールアミンからなり，通例ジイソプロパノールアミン及びモノイソプロパノールアミンを含む.

　　本品は定量するとき，トリイソプロパノールアミン（$C_9H_{21}NO_3$）として 95.0〜105.0 ％を含む.

性状　本品は白色の結晶又は固体で，僅かにアンモニアようのにおいがある.

　　本品は水又はエタノール（95）に溶けやすく，ジエチルエーテルにやや溶けにくい.

確認試験

（1）　本品の水溶液（1→5）1 mL に硫酸銅（Ⅱ）試液 0.1 mL を加えるとき，液は青色を呈する. この液に水酸化ナトリウム試液 5 mL を加え，加熱濃縮して 2 mL とするとき，液の色は変化しない.

（2）　本品の水溶液（1→10）5 mL にチオシアン酸アンモニウム・硝酸コバルト（Ⅱ）試液 1 mL，水 5 mL 及び塩化ナトリウム飽和溶液 5 mL を加えて振り混ぜるとき，液は赤色を呈する. これに 3－メチル－1－ブタノール 10 mL を加えて振り混ぜるとき，3－メチル－1－ブタノール層は赤色を呈する.

（3）　本品及び薄層クロマトグラフィー用トリイソプロパノールアミン 0.20 g ずつをエタノール（95）10 mL に溶かし，試料溶液及び標準溶液とする. これらの液につき，薄層クロマトグラフィーにより試験を行う. 試料溶液及び標準溶液 5 μL ずつを薄層クロマトグラフィー用シリカゲルを用いて調製した薄層板にスポットする. 次にエタノール（95）／メタノール／アンモニア水（28）／水混液（60：20：19：1）を展開溶媒として約 10 cm 展開した後，薄層板を風乾する. これにブロモクレゾールグリーンのエタノール（95）溶液（1→1000）を均等に噴霧した後，温風で乾燥するとき，試料溶液及び標準溶液から得たスポットの R_f 値は等しい.

純度試験　重金属　本品 1.0 g をとり，第 2 法により操作し，試験を行う. 比較液には鉛標準液 2.0 mL を加える（20 ppm 以下）.

水分　1.0 ％以下（0.5 g，直接滴定）.

強熱残分　0.05 ％以下（2 g）.

定量法   本品約 2 g を精密に量り，水 75 mL を加えて振り混ぜた後，0.5 mol/L 塩酸で滴定する（指示薬：メチルレッド試液 2 滴）．

$$0.5 \text{ mol/L 塩酸 1 mL} = 95.63 \text{ mg} \quad C_9H_{21}NO_3$$

貯法   容器   気密容器．

投与経路   一般外用剤．

■医薬品添加物各条の部 2,2′,2″−ニトリロトリエタノールの条を次のように改める.

523388

2,2′,2″−ニトリロトリエタノール

2,2′,2″-Nitrilotriethanol

トリエタノールアミン

$C_6H_{15}NO_3$：149.19

　本品は主として 2,2′,2″−ニトリロトリエタノールからなり，通例ジエタノールアミン及びモノエタノールアミンを含む.

　本品は定量するとき，換算した脱水物に対し，2,2′,2″−ニトリロトリエタノール（$C_6H_{15}NO_3$）として 99.0～105.0％を含む.

性状　本品は無色～淡黄色の粘性の液で，僅かにアンモニアようのにおいがある.

　本品は水又はエタノール(95)と混和する.

確認試験

（1）　本品 1 mL に硫酸銅（II）試液 0.1 mL を加えるとき，液は青色を呈する. この液に水酸化ナトリウム試液 5 mL を加え，加熱濃縮して 2 mL とするとき，液の色は変化しない.

（2）　本品の水溶液（1 → 10）5 mL にチオシアン酸アンモニウム・硝酸コバルト（II）試液 1 mL，水 5 mL 及び塩化ナトリウム飽和溶液 5 mL を加えて振り混ぜるとき，液は赤色を呈する. これに 3−メチル−1−ブタノール 10 mL を加えて振り混ぜるとき，3−メチル−1−ブタノール層は，ほとんど着色しない.

（3）　本品 1 mL を穏やかに加熱するとき，発生するガスは潤した赤色リトマス紙を青変する.

（4）　本品につき，赤外吸収スペクトル測定法の液膜法により測定するとき，波数 3370 cm^{-1}，2950 cm^{-1}，1455 cm^{-1}，1360 cm^{-1}，1283 cm^{-1}，1154 cm^{-1}，1038 cm^{-1} 及び 884 cm^{-1} 付近に吸収を認める.

屈折率　n_D^{20}：1.481～1.486

比重　d_{25}^{25}：1.120～1.128

pH　本品 1.0 g を水 10 mL に混和した液の pH は 10.5～11.5 である.

純度試験

（1）　溶状　本品 5 mL を水 15 mL に混和するとき，液は澄明である.

（2）　重金属　本品 1.0 g をとり，第 1 法により操作し，試験を行う. 比較液には鉛標準液 2.0 mL を加える（20 ppm 以下）.

（3）　鉄　本品 2.0 g に水 10 mL 及び塩酸 3 mL を加えて溶かし，ペルオキソ二硫酸アンモニウ

ム 0.03 g 及び 1－ブタノール性チオシアン酸カリウム試液 10 mL を加え，30 秒間強く振り混ぜるとき，液の色は次の比較液より濃くない．

　　比較液：鉄標準液 1.0 mL をとり，以下同様に操作する（5 ppm 以下）．

（4） ヒ素　本品 1.0 g をとり，第 1 法により検液を調製し，試験を行う（2 ppm 以下）．

水分　0.5％以下（2 g，直接滴定，ただし，水分測定用メタノールの代わりに水分測定用メタノール 30 mL にサリチル酸 5 g を加えて溶かしたものを用いる）．

強熱残分　0.05％以下（2 g）．

定量法　本品約 2 g を精密に量り，水 75 mL を加えて振り混ぜた後，1 mol/L 塩酸で滴定する（指示薬：メチルレッド試液 2 滴）．

$$1 \text{ mol/L 塩酸 } 1 \text{ mL} = 149.2 \text{ mg} \quad C_6H_{15}NO_3$$

貯法

　保存条件　遮光して保存する．

　容器　気密容器．

投与経路　静脈内注射，一般外用剤，舌下適用，殺虫剤．

■医薬品添加物各条の部ヒドロキシプロピルスターチの条を次のように改める.

008205　　　　　# ヒドロキシプロピルスターチ

Hydroxypropyl Starch

　本品はトウモロコシデンプンのヒドロキシプロピルエーテルである.

　本品を乾燥したものは定量するとき，ヒドロキシプロポキシ基（$-OC_3H_6OH$：75.09）2.0〜7.0％を含む.

性状　本品は白色〜帯黄白色の粉末で，におい及び味はない.

　本品を鏡検するとき，大小不同，球形，多角形又は粒である.

　本品は水，エタノール(95)又はジエチルエーテルにほとんど溶けない.

確認試験

（1）　本品1gに水50mLを加えて煮沸し，放冷するとき，混濁したのり状の液となる.

（2）　（1）ののり状の液5mLにヨウ素試液1〜2滴を加えるとき，液は暗青紫色を呈する.

（3）　本品を105℃で6時間乾燥し，その0.1gに水80mLを加え，加熱して溶かした後，水を加えて100mLとする.この液1mLに硫酸8mLを冷却しながら加え，水浴中で3分間加熱した後，冷却し，ニンヒドリン・亜硫酸水素ナトリウム試液0.6mLを冷却しながら加え，振り混ぜた後，25℃で放置するとき，100分間以内に液は青紫色〜紫色を呈する.

pH　本品1.0gに新たに煮沸し冷却した水50mLを加え，水浴中で15分間加熱し，室温に冷却した液のpHは5.0〜7.5である.

純度試験

（1）　塩化物　本品1.0gをとり，水80mL及び硝酸4mLを加え，水浴中で20分間加熱し，冷後，水を加えて100mLとし，ろ過する.ろ液10mLに希硝酸6mL及び水を加えて50mLとする.これを検液とし，試験を行う.比較液には0.01mol/L塩酸0.40mLを加える（0.142％以下）.

（2）　重金属　本品1.0gをとり，第3法により操作し，試験を行う.比較液には鉛標準液2.0mLを加える（20ppm以下）.

（3）　ヒ素　本品0.40gをとり，第3法により検液を調製し，試験を行う（5ppm以下）.

乾燥減量　15.0％以下（1g，105℃，6時間）.

強熱残分　0.5％以下（1g）.

定量法　ヒプロメロース（日局）の定量法を準用する.ただし，（ⅱ）内標準溶液及び（ⅲ）操作法は次のとおりとする.

（ⅱ）　内標準溶液　n-オクタン2.0mLを量り，50mLのメスフラスコに入れ，o-キシレンを加えて50mLとする.

（ⅲ）　操作法　本品を乾燥し，その約0.05gを精密に量り，分解瓶に入れ，アジピン酸0.1g，内標準溶液1.0mL及びヨウ化水素酸2.0mLを加え，密栓し，その質量を精密に量る.分解瓶を30秒間振り混ぜた後，加熱器を用い150℃で5分ごとに振り混ぜ，30分間加熱し，更に30分

間加熱を続ける．冷後，その質量を精密に量り，減量が 10 mg 以下のものの上層を試料溶液とする．別に 105℃ で 6 時間乾燥したトウモロコシデンプン（日局）0.05 g，アジピン酸 0.1 g，内標準溶液 1.0 mL 及びヨウ化水素酸 2.0 mL を分解瓶にとり，密栓し，その質量を精密に量り，マイクロシリンジを用いて定量用ヨウ化イソプロピル 30 μL を加え，その質量を精密に量る．分解瓶を 30 秒間振り混ぜた後，試料溶液と同様に操作し，標準溶液とする．試料溶液及び標準溶液 2 μL につき，次の条件でガスクロマトグラフィーにより試験を行い，ヨウ化イソプロピル及び内標準物質のピーク面積を求める．

　　　ヒドロキシプロポキシ基（$C_3H_7O_2$）の量（％）

$$= \frac{A_I}{A_{SI}} \times \frac{A_{SO}}{A_O} \times \frac{W_{SI}}{\text{試料の量 (mg)}} \times 44.17$$

　A_I：試料溶液中のヨウ化イソプロピルのピーク面積．
　A_O：試料溶液中の n－オクタンのピーク面積．
　A_{SI}：標準溶液中のヨウ化イソプロピルのピーク面積．
　A_{SO}：標準溶液中の n－オクタンのピーク面積．
　W_{SI}：標準溶液中のヨウ化イソプロピルの量（mg）．

　操作条件

　　検出器：熱伝導度型検出器又は水素炎イオン化検出器

　　カラム：内径約 3 mm，長さ約 3 m のガラス管に，ガスクロマトグラフィー用メチルシリコーンポリマーを 180〜250 μm のガスクロマトグラフィー用ケイソウ土に 20％の割合で被覆させたものを充填する．

　　カラム温度：100℃ 付近の一定温度

　　キャリヤーガス：ヘリウム

　　流量：内標準物質の保持時間が 7〜10 分になるように調整する．

　　加熱器：加熱器はマグネットスターラー付を用い，分解瓶にマグネット付のものを用いてもよい．

貯法　容器　密閉容器．

投与経路　経口投与．

■医薬品添加物各条の部ヒドロキノンの条を次のように改める．

102977　　　　　　　　# ヒドロキノン

Hydroquinone

$C_6H_6O_2$：110.11

　　本品を乾燥したものは定量するとき，ヒドロキノン（$C_6H_6O_2$）99.0〜103.0％を含む．

性状　本品は白色〜灰白色の針状結晶で，においはないか，又は僅かに特異なにおいがある．

　　本品はエタノール(95)，2－プロパノール又はジエチルエーテルに溶けやすく，水にやや溶けやすい．

　　本品は希硫酸又は希酢酸に溶ける．

　　本品は光によって徐々に着色する．

確認試験

（1）　本品の水溶液（1→500）10 mL に塩化鉄（Ⅲ）試液 3 滴を加えるとき，液は青色を呈し，その色は直ちに消える．これにアンモニア試液を滴加するとき，液は褐色を呈し，褐色の沈殿を生じる．

（2）　本品の水溶液（1→500）5 mL に硝酸銀・アンモニア試液 5 滴を加えて加熱するとき，液は銀鏡又は黒褐色の沈殿を生じる．

融点　171〜174℃

純度試験

（1）　溶状　本品 1.0 g を薄めた酢酸（31）（1→20）20 mL に溶かすとき，液は無色でほとんど澄明である．

（2）　重金属　本品 1.0 g を 100 mL の分解フラスコに入れ，硫酸 5 mL 及び硝酸 20 mL を加えて穏やかに加熱する．更に時々，硝酸 2〜3 mL ずつを追加し，液が無色〜微黄色になるまで加熱を続ける．冷後，水 10 mL 及びフェノールフタレイン試液 1 滴を加え，アンモニア試液を液が微赤色を呈するまで滴加し，必要ならばろ過し，水 10 mL で洗い，洗液をろ液に合わせ，希酢酸 2 mL 及び水を加えて 50 mL とする．これを検液とし，試験を行う．比較液は検液の調製と同量の試薬を用いて同様に操作し，鉛標準液 3.0 mL に希酢酸 2 mL 及び水を加えて 50 mL とする（30 ppm 以下）．

（3）　鉄　本品 1.0 g をとり，硫酸 5 滴を加えて潤し，徐々に加熱してなるべく低温でほとんど灰化又は揮散させた後，更に硫酸で潤し，強熱して完全に灰化する．冷後，残留物に塩酸 0.5 mL

を加え，水浴上で蒸発乾固した後，希塩酸 3 滴を加えて加温し，水を加えて 25 mL とする．これを検液とし，試験を行う．比較液は検液の調製と同量の試薬を用いて同様に操作し，鉄標準液 3.0 mL に水を加えて 25 mL とする（30 ppm 以下）．

（4）ヒ素　本品 0.40 g を 100 mL の分解フラスコに入れ，硫酸 2 mL 及び硝酸 5 mL を加えて穏やかに加熱する．更に時々，硝酸 2～3 mL ずつを追加し，液が無色～微黄色になるまで加熱を続ける．冷後，シュウ酸アンモニウム飽和溶液 15 mL を加え，白煙が発生するまで加熱する．冷後，水を加えて 10 mL とし，これを検液とし，試験を行う（5 ppm 以下）．

（5）類縁物質　本品 0.010 g を 2-プロパノール／水／アンモニア水 (28) 混液（9：3：1）1 mL に溶かした後，亜硫酸水素ナトリウム 0.1 g を加えて振り混ぜ，試料溶液とする．この液につき，薄層クロマトグラフィーにより試験を行う．試料溶液 1 µL を薄層クロマトグラフィー用シリカゲルを用いて調製した薄層板にスポットする．次にイソプロピルエーテル／アセトン／2-プロパノール混液（10：1：1）を展開溶媒として約 10 cm 展開した後，薄層板を風乾する．これにリンモリブデン酸 *n* 水和物のエタノール(95)溶液（1→5）を均等に噴霧し，120℃で 2～3 分間加熱するとき，主スポット以外の青色～青紫色のスポットを認めない．

乾燥減量　0.30％以下（2 g，シリカゲル，4 時間）．

強熱残分　0.30％以下（2 g）．

定量法　本品を乾燥し，その約 0.1 g を精密に量り，0.05 mol/L 硫酸試液 20 mL 及び水 70 mL を加えて溶かし，水を加えて正確に 100 mL とする．この液 50 mL を正確に量り，水 50 mL を加え，0.1 mol/L 硫酸四アンモニウムセリウム（IV）液で滴定する（電位差滴定法）．同様の方法で空試験を行い，補正する．

$$0.1 \text{ mol/L 硫酸四アンモニウムセリウム（IV）液 1 mL} = 5.506 \text{ mg}\quad C_6H_6O_2$$

貯法

　保存条件　遮光して保存する．

　容器　気密容器．

投与経路　経口投与．

■医薬品添加物各条の部ヒマワリ油の条を次のように改める.

107034

ヒマワリ油

Sunflower Oil

サンフラワー油

　本品はヒマワリ *Helianthus annuus* Linné (*Compositae*) の種子を圧搾又は抽出して得た脂肪油である.

性状　本品は淡黄色の澄明な粘性の液で，僅かに特異なにおい及び苦みがある.

　本品はジエチルエーテルと混和し，エタノール(95)にやや溶けにくく，水にほとんど溶けない.

　本品は約−15℃ で凝固する.

比重　d_{25}^{25}：0.915〜0.921

酸価　0.5 以下.

けん化価　186〜194

不けん化物　1.5％以下.

ヨウ素価　125〜136

貯法　容器　気密容器.

投与経路　経口投与.

■医薬品添加物各条の部ブチルフタリルブチルグリコレートの条を次のように改める.

008408

ブチルフタリルブチルグリコレート

Butylphthalylbutylglycolate

$C_{18}H_{24}O_6 : 336.38$

本品を乾燥したものは定量するとき, ブチルフタリルブチルグリコレート ($C_{18}H_{24}O_6$) 99.0% 以上を含む.

性状 本品は無色澄明の油状の液で, においはないか, 又は僅かに特異なにおいがある.

本品はエタノール(95), アセトン又はジエチルエーテルと混和し, 水にほとんど溶けない.

確認試験

（1） 本品 4 g に希水酸化カリウム・エタノール試液 100 mL を加え, 還流冷却器を付けて水浴上で 1 時間加熱する. これを検液とし, 検液 0.5 mL をとり, クロモトロープ酸二ナトリウム二水和物 20 mg 及び硫酸 2 mL を加え, 小火炎で静かに加熱するとき, 液は紫色を呈する.

（2） （1）の残りの検液を蒸留し, 残留物がアメ状となったとき, 蒸留をやめる. 次いで留液を精留し, 水 10 mL 及びブロムフェノールブルー試液 2 滴を加え, 液が黄色となるまで希硫酸を加えた後, 一夜冷所に放置するとき, 結晶が析出する. この結晶をガラスろ過器（G4）を用いてろ取し, 水洗し, 初めは熱湯で, 次にメタノールを溶媒として再結晶した後, 融点を測定するとき, 189～193℃（封管中）である.

屈折率 $n_D^{25} : 1.487～1.493$

比重 $d_{20}^{20} : 1.097～1.107$

純度試験

（1） 酸 本品 20.0 g に中和エタノール 25 mL を加え, よく振り混ぜた後, 0.02 mol/L 水酸化ナトリウム液 2.0 mL を加えるとき, 液の色は赤色である.

（2） 塩化物 本品 0.5 g を磁製るつぼにとり, 炭酸カルシウム 0.7 g 及び少量の水を加えてよく混ぜ合わせ, 100℃ で乾燥した後, 600℃ で 10 分間強熱する. 冷後, 残留物を希硝酸 20 mL に溶かし, ろ過し, 不溶物を水 15 mL で洗い, 洗液をろ液に合わせ, 水を加えて 50 mL とする. これを検液とし, 試験を行う. 比較液には 0.01 mol/L 塩酸 0.50 mL を加える（0.036% 以下）.

（**3**）　重金属　本品 1.0 g をアセトン 25 mL に溶かし，水 2 mL，希酢酸 2 mL 及び硫化ナトリウム試液 2 滴を加えるとき，液は濁らない．また，液の色はアセトン 25 mL に希酢酸 2 mL，鉛標準液 2.0 mL 及び硫化ナトリウム試液 2 滴を加えた液の色より濃くない（20 ppm 以下）．

（**4**）　ヒ素　本品 1.0 g をとり，第 3 法により検液を調製し，試験を行う（2 ppm 以下）．

（**5**）　硫酸呈色物　本品 0.5 g をとり，試験を行う．液の色は色の比較液 F より濃くない．

乾燥減量　1.0 ％以下（1 g，125℃，3 時間）．

強熱残分　0.05 ％以下（5 g）．

定量法　本品を乾燥し，その約 1 g を精密に量り，あらかじめ正確に 0.5 mol/L 水酸化カリウム・エタノール液 25 mL を入れた 200 mL のフラスコに入れ，還流冷却器を付けて水浴上で 2 時間加熱し，冷後，過量の水酸化カリウムを 0.5 mol/L 塩酸で滴定する（指示薬：フェノールフタレイン試液 4 滴）．同様の方法で空試験を行う．

$$0.5 \text{ mol/L 水酸化カリウム・エタノール液 1 mL} = 56.06 \text{ mg} \quad C_{18}H_{24}O_6$$

貯法　容器　気密容器．

投与経路　経口投与．

■医薬品添加物各条の部フマル酸ステアリルナトリウムの条を次のように改める.

120336

フマル酸ステアリルナトリウム

Sodium Stearyl Fumarate

$$\text{NaO}_2\text{C} \diagdown \diagup \overset{\displaystyle O}{\underset{\displaystyle \parallel}{\text{C}}} \diagup \text{O} \diagdown\diagup\diagdown\diagup\diagdown\diagup\diagdown\diagup\diagdown\diagup\diagdown\diagup\diagdown \text{CH}_3$$

$C_{22}H_{39}NaO_4：390.53$

　本品は定量するとき，換算した脱水物に対し，フマル酸ステアリルナトリウム（$C_{22}H_{39}NaO_4$）99.0〜101.5％を含む.

性状　本品は白色の結晶性の粉末で，においはないか，又は僅かに特異なにおいがあり，味はない.

　本品はエタノール(95)又は酢酸(100)に極めて溶けにくく，水，クロロホルム又はジエチルエーテルにほとんど溶けない.

確認試験

（1）　本品につき，赤外吸収スペクトル測定法の臭化カリウム錠剤法により測定するとき，波数 2950 cm^{-1}，2920 cm^{-1}，2850 cm^{-1}，1720 cm^{-1}，1610 cm^{-1}，1313 cm^{-1}，1186 cm^{-1}，980 cm^{-1} 及び 665 cm^{-1} 付近に吸収を認める.

（2）　本品はナトリウム塩の定性反応（1）を呈する.

けん化価　142〜146（脱水物に換算）.

　本品約 0.45 g を精密に量り，300 mL のフラスコに入れ，正確に 0.1 mol/L 水酸化カリウム・エタノール液 50 mL を加えた後，還流冷却管を付け，水浴中でしばしば振り混ぜて 2 時間穏やかに加熱する．冷後，エタノール(99.5)20 mL 及び水 40 mL を加え，よく振り混ぜた後，フェノールフタレイン試液 1 mL を加え，直ちに過量の水酸化カリウムを 0.1 mol/L 塩酸で滴定する．ただし，冷時濁りを生じるときは，温時滴定する．同様の方法で空試験を行う.

$$\text{けん化価} = \frac{(a-b) \times 5.61}{\text{試料の量 (g)}}$$

　　a：空試験における 0.1 mol/L 塩酸の消費量（mL）
　　b：試料を用いたときの 0.1 mol/L 塩酸の消費量（mL）

純度試験

（1）　重金属　本品 1.0 g をとり，第 2 法により操作し，試験を行う．比較液には鉛標準液 2.0 mL を加える（20 ppm 以下）.

（2）　ヒ素　本品 1.0 g をとり，第 3 法により検液を調製し，試験を行う（2 ppm 以下）.

（3）　類縁物質　本品 0.10 g をクロロホルム／酢酸(100)混液（4：1）5 mL に溶かし，試料溶液とする．この液 1 mL を正確に量り，クロロホルム／酢酸(100)混液（4：1）を加えて正確

に 100 mL とし，標準溶液とする．これらの液につき，薄層クロマトグラフィーにより試験を行う．試料溶液及び標準溶液 5 μL ずつを薄層クロマトグラフィー用シリカゲルを用いて調製した薄層板にスポットする．次にシクロヘキサン／酢酸エチル／メタノール／酢酸(100)混液（13：6：1：1）を展開溶媒として約 15 cm 展開した後，薄層板を風乾する．これにリンモリブデン酸 *n* 水和物の酢酸（100）／硫酸混液（20：1）溶液（1→20）を均等に噴霧し，140℃で 10分間加熱するとき，試料溶液から得た主スポット及び原点のスポット以外のスポットは，標準溶液から得たスポットより濃くない．ただし，この試験には，メタノールを用いてあらかじめ上端まで展開し，風乾後，デシケーター（シリカゲル）で 2 時間風乾した薄層板を用いる．

水分　5.0％以下（0.05 g，直接滴定）．

定量法　本品約 0.6 g を精密に量り，クロロホルム 8 mL を加え，更に酢酸（100）140 mL を加え，加温して溶かし，冷後，0.1 mol/L 過塩素酸で滴定する（電位差滴定法）．同様の方法で空試験を行い，補正する．

0.1 mol/L 過塩素酸 1 mL＝39.05 mg　$C_{22}H_{39}NaO_4$

貯法　容器　気密容器．

投与経路　経口投与．

■医薬品添加物各条の部フマル酸・ステアリン酸・ポリビニルアセタールジエチルアミノアセテート・ヒドロキシプロピルメチルセルロース 2910 混合物の条を次のように改める.

122117 フマル酸・ステアリン酸・ポリビニルアセタール
ジエチルアミノアセテート・ヒドロキシプロピル
メチルセルロース 2910 混合物

Fumaric Acid, Stearic Acid, Polyvinylacetal Diethylaminoacetate
and Hydroxypropylmethylcellulose 2910 Mixture

本品は「フマル酸」，ステアリン酸（日局）及び「ポリビニルアセタールジエチルアミノアセテート」を水に分散させ，更にヒドロキシプロピルメチルセルロース 2910（日局）を混合し，造粒，乾燥して製したものである.

本品は定量するとき，フマル酸（$C_4H_4O_4$：116.07）1.5〜2.3%，ステアリン酸 12〜17%，ポリビニルアセタールジエチルアミノアセテート 16〜26% 及びヒドロキシプロピルメチルセルロース 2910 50〜75% を含む.

性状 本品は微黄白色〜淡黄色の粒状で，においはないか，又は僅かに特異なにおいがある.

本品 1 g を水，メタノール又はエタノール(95)10 mL に溶かすとき，粘性のある白濁の液となる.

確認試験

（1） 本品 1.6 g をとり，ジエチルエーテル 30 mL を加えて 10 分間振り混ぜた後，毎分約 3000 回転で 5 分間遠心分離する．残留物は更にジエチルエーテル 30 mL を用いて同様に操作し，上澄液は先の上澄液と合わせ，水浴上で蒸発乾固した後，残留物に 2－メトキシエタノール 10 mL を加えて溶かし，試料溶液とする．別に薄層クロマトグラフィー用フマル酸 0.3 g をとり，2－メトキシエタノール 100 mL を加えて溶かし，標準溶液とする．これらの液につき，薄層クロマトグラフィーにより試験を行う．試料溶液及び標準溶液 10 μL ずつを薄層クロマトグラフィー用シリカゲル（蛍光剤入り）を用いて調製した薄層板にスポットする．次にジエチルエーテル／水／ギ酸混液（90：3：2）を展開溶媒として約 10 cm 展開した後，薄層板を風乾する．これに紫外線（主波長 254 nm）を照射するとき，試料溶液から得た主スポット及び標準溶液から得たスポットの R_f 値は等しい.

（2） 定量法（2）ステアリン酸で得られた質量測定後の試料につき，融点測定法第 2 法により測定するとき，融点は 56〜72℃ である.

（3） 本品 0.1 g をとり，チオシアン酸コバルト試液 20 mL 及びジクロロメタン／アセトニトリル混液（4：1）10 mL を加えて約 5 分間振り混ぜた後，毎分約 3000 回転で 5 分間遠心分離するとき，下層のジクロロメタン層は淡青色を呈する.

（4） 定量法（4）ヒドロキシプロピルメチルセルロース 2910 で得られた質量測定後の試料に水 20 mL を加えて 25 分間激しく振り混ぜた後，この液 2 mL をとり，アントロン試液 1 mL を

穏やかに加えるとき，接界面は青色〜緑色を呈する．

水分　7.0%以下（0.2 g，直接滴定）．

強熱残分　1.0%以下（1 g）．

定量法

（1）　**フマル酸**　本品約 0.1 g を精密に量り，遠心沈殿管に入れ，内標準溶液 10 mL を正確に加え，かき混ぜ機を用いて高速度（毎分約 10000 回転）で 30 秒間かき混ぜた後，毎分約 3000 回転で 5 分間遠心分離し，上澄液を試料溶液とする．別に「フマル酸」約 20 mg を精密に量り，内標準溶液を加えて正確に 100 mL とし，標準溶液とする．試料溶液及び標準溶液 5 µL につき，次の条件で液体クロマトグラフィーにより試験を行い，内標準物質のピーク面積に対するフマル酸のピーク面積の比 Q_T 及び Q_S を求める．

$$本品中のフマル酸（C_4H_4O_4）の量（\%）= M \times \frac{Q_T}{Q_S} \times \frac{1}{10} \times \frac{100}{試料秤取量（g）}$$

ただし，M：「フマル酸」の秤取量（g）

内標準溶液：安息香酸のメタノール溶液（1 → 6300）

試験条件

　検出器：紫外吸光光度計（測定波長：225 nm）

　カラム：内径 4.6 mm，長さ 25 cm のステンレス管に 10 µm の液体クロマトグラフィー用多孔性スチレン—ジビニルベンゼン共重合体を充填する．

　カラム温度：25℃ 付近の一定温度

　移動相：メタノール／薄めた過塩素酸（1 → 10）混液（99：1）

　流量：内標準溶液の保持時間が約 10 分となるように調整する．

システム適合性

　システムの性能：標準溶液 5 µL につき，上記の条件で操作するとき，フマル酸，内標準物質の順に溶出し，その分離度は 2.0 以上である．

　システムの再現性：標準溶液 5 µL につき，上記の条件で試験を 6 回繰り返すとき，フマル酸のピーク面積の相対標準偏差は 2.0%以下である．

（2）　**ステアリン酸**　本品約 0.5 g を精密に量り，あらかじめ質量を精密に量った遠心沈殿管に入れ，石油エーテル 20 mL を加えた後，超音波処理を行い，10 分間振動を加える．石油エーテル層はあらかじめ質量を精密に量った蒸発皿（M_1）に移し，残留物は石油エーテル 20 mL で更に 2 回，同様の操作を繰り返す（この残留物は（3）ポリビニルアセタールジエチルアミノアセテート以下の定量に用いる）．石油エーテル層を集めた蒸発皿は 60〜65℃ の水浴上で石油エーテルを留去した後，酸化リン（V）上，減圧で 1 時間乾燥し，デシケーター（シリカゲル）で放冷した後，質量（M_2）を測定する．

$$本品中のステアリン酸の量（\%）= \frac{M_2 - M_1}{M} \times 100$$

ただし，M：試料採取量（g）

　　　　M_1：蒸発皿の質量（g）

　　　　M_2：操作後の蒸発皿の質量（g）

（3）　**ポリビニルアセタールジエチルアミノアセテート**　定量法（2）ステアリン酸の項で得

られた石油エーテル抽出後の遠心沈殿管を室温で石油エーテルのにおいがなくなるまで放置した後，残留物にアセトン／ジエチルエーテル混液（1：1）20 mL を加え，ガラス棒でかき混ぜ，ガラス棒はアセトン／ジエチルエーテル混液（1：1）3 mL で洗い，超音波処理を行い，10分間振動を加える．次に毎分約3000回転で5分間遠心分離し，上澄液はあらかじめ質量を精密に量った蒸発皿（M_1）に移し，残留物はアセトン／ジエチルエーテル混液（1：1）20 mL で更に2回，同様の操作を繰り返す（残留物は（4）ヒドロキシプロピルメチルセルロース2910の定量に用いる）．上澄液を集めた蒸発皿は60〜65℃の水浴上で溶媒を留去した後，105℃で1時間乾燥し，デシケーター（シリカゲル）で放冷した後，質量（M_2）を測定する．

本品中のポリビニルアセタールジエチルアミノアセテートの量（％）

$$= \frac{M_2 - M_1}{M} \times 100 - A_\mathrm{S}$$

ただし，M：試料秤取量（g）（定量法（2）ステアリン酸での秤取量）
　　　　M_1：蒸発皿の質量（g）
　　　　M_2：操作後の蒸発皿の質量（g）
　　　　A_S：定量法（1）フマル酸の項で得られたフマル酸の量（％）

（4） ヒドロキシプロピルメチルセルロース2910　定量法（3）ポリビニルアセタールジエチルアミノアセテートで得られた遠心沈殿管の残留物に含まれる溶媒を窒素ガス気流下で留去する．次に105℃で1時間乾燥した後，デシケーター（シリカゲル）で放冷し，質量（M_2）を測定する．

本品中のヒドロキシプロピルメチルセルロース2910の量（％）

$$= \frac{M_2 - M_1}{M} \times 100$$

ただし，M：試料秤取量（g）（定量法（2）ステアリン酸での秤取量）
　　　　M_2：操作後の遠心沈殿管の質量（g）
　　　　M_1：遠心沈殿管の質量（g）（定量法（2）ステアリン酸の項で測定した遠心沈殿管の質量）

貯法　容器　気密容器．
投与経路　経口投与．

■医薬品添加物各条の部マクロゴール 200 の条を次のように改める.

103917
マクロゴール 200

Macrogol 200

ポリエチレングリコール 200

　　本品は酸化エチレンと水との付加重合体で，$HOCH_2(CH_2OCH_2)nCH_2OH$ で表され，n は 2 〜 4 である.

性状　本品は無色澄明の粘性の液で，僅かに特異なにおいがある.

　　本品は水，エタノール(95)，アセトン又はマクロゴール 400 と混和し，ジエチルエーテルにやや溶けやすく，石油ベンジンにほとんど溶けない.

　　本品はやや吸湿性である.

　　比重　d_{20}^{20}：1.110〜1.140

確認試験　本品 0.05 g を希塩酸 5 mL に溶かし，塩化バリウム試液 1 mL を加えて振り混ぜ，必要ならばろ過し，ろ液にリンモリブデン酸 n 水和物溶液（1 → 10）1 mL を加えるとき，黄緑色の沈殿を生じる.

pH　本品 1.0 g を水 20 mL に混和した液の pH は 4.0〜7.0 である.

純度試験

　　（1）　溶状　本品 5.0 g を水 50 mL に混和するとき，液は無色澄明である.

　　（2）　酸　本品 5.0 g を中和エタノール 20 mL に混和し，フェノールフタレイン試液 2 滴及び 0.1 mol/L 水酸化ナトリウム液 0.20 mL を加えるとき，液の色は赤色である.

平均分子量試験　無水フタル酸 42 g をとり，新たに蒸留したピリジン 300 mL を正確に量って入れた 1 L の遮光した共栓瓶に加え，強く振り混ぜて溶かした後，16 時間以上放置する. この液 25 mL を正確に量り，約 200 mL の耐圧共栓瓶に入れ，これに本品約 0.8 g を精密に量って加え，密栓し，これを丈夫な布で包み，あらかじめ 98± 2 ℃ に加熱した水浴中に入れる. この際瓶の中の液が水浴の液の中に浸るようにする. 98± 2 ℃ で 30 分間保った後，水浴から瓶を取り出し，室温になるまで空気中で放冷する. 次に 0.5 mol/L 水酸化ナトリウム液 50 mL を正確に加え，更にフェノールフタレインのピリジン溶液（1 → 100）5 滴を加え，この液につき，0.5 mol/L 水酸化ナトリウム液で滴定する. ただし，滴定の終点は液が 15 秒間持続する淡赤色を呈するときとする. 同様の方法で空試験を行う.

$$平均分子量 = \frac{試料の量　(g) \times 4000}{a-b}$$

　　ただし，a：空試験における 0.5 mol/L 水酸化ナトリウム液の消費量（mL）

　　　　　　b：試料の試験における 0.5 mol/L 水酸化ナトリウム液の消費量（mL）

　　平均分子量は 190〜210 である.

強熱残分　0.10％以下（1 g）.

貯法　容器　気密容器.

投与経路　一般外用剤，殺虫剤.

■医薬品添加物各条の部マクロゴール 300 の条を次のように改める.

103920　　　　　　　　# マクロゴール 300

Macrogol 300

ポリエチレングリコール 300

　　本品は酸化エチレンと水との付加重合体で, $HOCH_2(CH_2OCH_2)nCH_2OH$ で表され, n は 5 ～ 6 である.

性状　本品は無色澄明の粘性の液で, 僅かに特異なにおいがある.

　　本品は水, エタノール(95), アセトン又はマクロゴール 400 と混和し, ジエチルエーテルにやや溶けやすく, 石油ベンジンにほとんど溶けない.

　　本品はやや吸湿性である.

　　比重　d^{20}_{20}：1.110～1.140

確認試験　本品 0.05 g を希塩酸 5 mL に溶かし, 塩化バリウム試液 1 mL を加えて振り混ぜ, 必要ならばろ過し, ろ液にリンモリブデン酸 n 水和物溶液（1 → 10）1 mL を加えるとき, 黄緑色の沈殿を生じる.

pH　本品 1.0 g を水 20 mL に混和した液の pH は 4.0～7.0 である.

純度試験

　（1）　溶状　本品 5.0 g を水 50 mL に混和するとき, 液は無色澄明である.

　（2）　酸　本品 5.0 g を中和エタノール 20 mL に混和し, フェノールフタレイン試液 2 滴及び 0.1 mol/L 水酸化ナトリウム液 0.20 mL を加えるとき, 液の色は赤色である.

平均分子量試験　無水フタル酸 42 g をとり, 新たに蒸留したピリジン 300 mL を正確に量って入れた 1 L の遮光した共栓瓶に加え, 強く振り混ぜて溶かした後, 16 時間以上放置する. この液 25 mL を正確に量り, 約 200 mL の耐圧共栓瓶に入れ, これに本品約 1.5 g を精密に量って加え, 密栓し, これを丈夫な布で包み, あらかじめ 98± 2 ℃ に加熱した水浴中に入れる. この際瓶の中の液が水浴の液の中に浸るようにする. 98± 2 ℃ で 30 分間保った後, 水浴から瓶を取り出し, 室温になるまで空気中で放冷する. 次に 0.5 mol/L 水酸化ナトリウム液 50 mL を正確に加え, 更にフェノールフタレインのピリジン溶液（1 → 100）5 滴を加え, この液につき, 0.5 mol/L 水酸化ナトリウム液で滴定する. ただし, 滴定の終点は液が 15 秒間持続する淡赤色を呈するときとする. 同様の方法で空試験を行う.

$$平均分子量 = \frac{試料の量（g）\times 4000}{a-b}$$

　　ただし, a：空試験における 0.5 mol/L 水酸化ナトリウム液の消費量（mL）

　　　　　　b：試料の試験における 0.5 mol/L 水酸化ナトリウム液の消費量（mL）

　　平均分子量は 285～315 である.

強熱残分　0.10％以下（1 g）.

貯法　容器　気密容器.

投与経路　経口投与，一般外用剤，その他の外用.

■医薬品添加物各条の部マクロゴール 600 の条を次のように改める.

103921

マクロゴール 600

Macrogol 600

ポリエチレングリコール 600

本品は酸化エチレンと水との付加重合体で，$HOCH_2(CH_2OCH_2)nCH_2OH$ で表され，n は 11〜13 である.

性状　本品は無色澄明の粘性の液又は白色ワセリンようの固体で，僅かに特異なにおいがある.

　本品は水，エタノール(95)，アセトン又はマクロゴール 400 に極めて溶けやすく，ジエチルエーテルにやや溶けやすく，石油ベンジンにほとんど溶けない.

　本品はやや吸湿性である.

　凝固点：18〜23℃

確認試験　本品 0.05 g を希塩酸 5 mL に溶かし，塩化バリウム試液 1 mL を加えて振り混ぜ，必要ならばろ過し，ろ液にリンモリブデン酸 n 水和物溶液（1 → 10）1 mL を加えるとき，黄緑色の沈殿を生じる.

pH　本品 1.0 g を水 20 mL に混和した液の pH は 4.0〜7.0 である.

純度試験

（1）　溶状　本品 5.0 g を水 50 mL に溶かすとき，液は無色澄明である.

（2）　酸　本品 5.0 g を中和エタノール 20 mL に溶かし，フェノールフタレイン試液 2 滴及び 0.1 mol/L 水酸化ナトリウム液 0.20 mL を加えるとき，液の色は赤色である.

平均分子量試験　無水フタル酸 42 g をとり，新たに蒸留したピリジン 300 mL を正確に量って入れた 1 L の遮光した共栓瓶に加え，強く振り混ぜて溶かした後，16 時間以上放置する. この液 25 mL を正確に量り，約 200 mL の耐圧共栓瓶に入れ，これに本品約 2.4 g を精密に量って加え，密栓し，これを丈夫な布で包み，あらかじめ 98 ± 2 ℃ に加熱した水浴中に入れる. この際瓶の中の液が水浴の液の中に浸るようにする. 98 ± 2 ℃ で 30 分間保った後，水浴から瓶を取り出し，室温になるまで空気中で放冷する. 次に 0.5 mol/L 水酸化ナトリウム液 50 mL を正確に加え，更にフェノールフタレインのピリジン溶液（1 → 100）5 滴を加え，この液につき，0.5 mol/L 水酸化ナトリウム液で滴定する. ただし，滴定の終点は液が 15 秒間持続する淡赤色を呈するときとする. 同様の方法で空試験を行う.

$$平均分子量 = \frac{試料の量（g）\times 4000}{a-b}$$

　　ただし，a：空試験における 0.5 mol/L 水酸化ナトリウム液の消費量（mL）

　　　　　　b：試料の試験における 0.5 mol/L 水酸化ナトリウム液の消費量（mL）

　　平均分子量は 570〜630 である.

強熱残分　0.10％以下（1 g）.

貯法 容器 気密容器.

投与経路 経口投与，静脈内注射.

■医薬品添加物各条の部マクロゴール 1000 の条を次のように改める.

103914

マクロゴール 1000

Macrogol 1000

ポリエチレングリコール 1000

　　本品は酸化エチレンと水との付加重合体で，$HOCH_2(CH_2OCH_2)nCH_2OH$ で表され，n は 20〜23 である.

性状　本品は白色のワセリンよう又はパラフィンようの固体で，僅かに特異なにおいがある.

　　本品は水又はアセントに極めて溶けやすく，エタノール(95)に溶けやすく，マクロゴール 400 にやや溶けやすく，ジエチルエーテルに極めて溶けにくく，石油ベンジンにほとんど溶けない.

　　凝固点：35〜40℃

確認試験　本品 0.05 g を希塩酸 5 mL に溶かし，塩化バリウム試液 1 mL を加えて振り混ぜ，必要ならばろ過し，ろ液にリンモリブデン酸 *n* 水和物溶液（1 → 10）1 mL を加えるとき，黄緑色の沈殿を生じる.

pH　本品 1.0 g を水 20 mL に溶かした液の pH は 4.0〜7.0 である.

純度試験

　（1）　溶状　本品 5.0 g を水 50 mL に溶かすとき，液は無色澄明である.

　（2）　酸　本品 5.0 g を中和エタノール 20 mL に溶かし，フェノールフタレイン試液 2 滴及び 0.1 mol/L 水酸化ナトリウム液 0.20 mL を加えるとき，液の色は赤色である.

平均分子量試験　無水フタル酸 42 g をとり，新たに蒸留したピリジン 300 mL を正確に量って入れた 1 L の遮光した共栓瓶に加え，強く振り混ぜて溶かした後，16 時間以上放置する. この液 25 mL を正確に量り，約 200 mL の耐圧共栓瓶に入れ，これに本品約 4.0 g を精密に量って加え，密栓し，これを丈夫な布で包み，あらかじめ 98 ± 2 ℃ に加熱した水浴中に入れる. この際瓶の中の液が水浴の液の中に浸るようにする. 98 ± 2 ℃ で 30 分間保った後，水浴から瓶を取り出し，室温になるまで空気中で放冷する. 次に 0.5 mol/L 水酸化ナトリウム液 50 mL を正確に加え，更にフェノールフタレインのピリジン溶液（1 → 100）5 滴を加え，この液につき，0.5 mol/L 水酸化ナトリウム液で滴定する. ただし，滴定の終点は液が 15 秒間持続する淡赤色を呈するときとする. 同様の方法で空試験を行う.

$$平均分子量 = \frac{試料の量（g）× 4000}{a-b}$$

　　ただし，*a*：空試験における 0.5 mol/L 水酸化ナトリウム液の消費量（mL）

　　　　　b：試料の試験における 0.5 mol/L 水酸化ナトリウム液の消費量（mL）

　　平均分子量は 950〜1050 である.

強熱残分　0.10 %以下（1 g）.

貯法　容器　気密容器.

投与経路　一般外用剤.

■医薬品添加物各条の部マクロゴール 1540 の条を次のように改める.

103915　# マクロゴール 1540

Macrogol 1540

ポリエチレングリコール 1540

本品は酸化エチレンと水との付加重合体で, $HOCH_2(CH_2OCH_2)nCH_2OH$ で表され, n は 28〜36 である.

性状　本品は白色のワセリンよう又はパラフィンようの固体で, 僅かに特異なにおいがある.

本品は水に極めて溶けやすく, エタノール(95)又はアセトンに溶けやすく, マクロゴール 400 に溶けにくく, ジエチルエーテル又は石油ベンジンにほとんど溶けない.

凝固点：43〜47℃

確認試験　本品 0.05 g を希塩酸 5 mL に溶かし, 塩化バリウム試液 1 mL を加えて振り混ぜ, 必要ならばろ過し, ろ液にリンモリブデン酸 n 水和物溶液 (1 → 10) 1 mL を加えるとき, 黄緑色の沈殿を生じる.

pH　本品 1.0 g を水 20 mL に溶かした液の pH は 4.0〜7.0 である.

純度試験

（1）　溶状　本品 5.0 g を水 50 mL に溶かすとき, 液は無色澄明である.

（2）　酸　本品 5.0 g を中和エタノール 20 mL に溶かし, フェノールフタレイン試液 2 滴及び 0.1 mol/L 水酸化ナトリウム液 0.20 mL を加えるとき, 液の色は赤色である.

平均分子量試験　無水フタル酸 42 g をとり, 新たに蒸留したピリジン 300 mL を正確に量って入れた 1 L の遮光した共栓瓶に加え, 強く振り混ぜて溶かした後, 16 時間以上放置する. この液 25 mL を正確に量り, 約 200 mL の耐圧共栓瓶に入れ, これに本品約 5.8 g を精密に量って加え, 密栓し, これを丈夫な布で包み, あらかじめ 98± 2 ℃ に加熱した水浴中に入れる. この際瓶の中の液が水浴の液の中に浸るようにする. 98± 2 ℃ で 30 分間保った後, 水浴から瓶を取り出し, 室温になるまで空気中で放冷する. 次に 0.5 mol/L 水酸化ナトリウム液 50 mL を正確に加え, 更にフェノールフタレインのピリジン溶液 (1 → 100) 5 滴を加え, この液につき, 0.5 mol/L 水酸化ナトリウム液で滴定する. ただし, 滴定の終点は液が 15 秒間持続する淡赤色を呈するときとする. 同様の方法で空試験を行う.

$$平均分子量 = \frac{試料の量 \ (g) \times 4000}{a-b}$$

ただし, a：空試験における 0.5 mol/L 水酸化ナトリウム液の消費量 (mL)

　　　　　　b：試料の試験における 0.5 mol/L 水酸化ナトリウム液の消費量 (mL)

平均分子量は 1300〜1600 である.

強熱残分　0.10％以下 (1 g).

貯法　容器　気密容器.

投与経路　経口投与, 一般外用剤.

■医薬品添加物各条の部メタンスルホン酸の条を次のように改める.

104128

メタンスルホン酸

Methanesulfonic Acid

$$H_3C-SO_3H$$

$$CH_4O_3S : 96.11$$

本品は定量するとき，メタンスルホン酸（CH_4O_3S）99.0％以上を含む.

性状　本品は無色澄明の液又は無色若しくは白色の結晶塊で，特異なにおいがある.

本品は水，エタノール(95)又はジエチルエーテルと混和する.

確認試験　本品の水溶液（1→10）1滴をとり，ギ酸ナトリウム試液1滴を加えて混和し，水浴上で蒸発乾固し，更に灰色になるまで直火で加熱する．冷後，希硫酸2～3滴を加えて酸性とし，塩化鉄（Ⅲ）六水和物80 mg及びヘキサシアノ鉄（Ⅲ）酸カリウム0.1 gを水100 mLに溶かして希硫酸を少量加えた液1滴をつけたろ紙片をさし込んで放置するとき，青色を呈する.

凝固点　15～20℃

pH　本品の水溶液（1→200）のpHは1.1～1.6である.

比重　d_{20}^{20}：1.483～1.488

純度試験

（1）**重金属**　本品4.0 gをとり，第2法により操作し，試験を行う．比較液には鉛標準液2.0 mLを加える（5 ppm以下）.

（2）**ヒ素**　本品1.0 gをとり，第1法により検液を調製し，試験を行う（2 ppm以下）.

（3）**過マンガン酸カリウム還元性物質**　本品の水溶液（1→10）5 mLに0.02 mol/L過マンガン酸カリウム液0.1 mLを加えるとき，液の色は5分間以内に消えない.

定量法　本品約0.17 gを精密に量り，水50 mLに溶かし，0.1 mol/L水酸化ナトリウム液で滴定する（電位差滴定法）．同様の方法で空試験を行い，補正する.

$$0.1 \text{ mol/L 水酸化ナトリウム液 } 1 \text{ mL} = 9.611 \text{ mg　} CH_4O_3S$$

貯法　容器　気密容器.

投与経路　筋肉内注射，皮下注射.

■医薬品添加物各条の部リン酸水素カルシウム造粒物の条を次のように改める.

111982 # リン酸水素カルシウム造粒物

Dibasic Calcium Phosphate Fine Granulated

　本品はリン酸水素カルシウム水和物（日局）を細粒状に製したものである.

　本品を乾燥したものは定量するとき,リン酸水素カルシウム（CaHPO$_4$：136.06）98.0％以上を含む.

性状　本品は白色の細粒状で,におい及び味はない.

　本品は水,エタノール(95)又はジエチルエーテルにほとんど溶けない.

　本品は希塩酸又は希硝酸に溶ける.

確認試験

（1）　本品0.1gに薄めた塩酸（1→6）10mLを加え,加温して溶かし,アンモニア試液2.5mLを振り混ぜながら滴加し,シュウ酸アンモニウム試液5mLを加えるとき,白色の沈殿を生じる.

（2）　本品0.1gを希硝酸5mLに溶かし,七モリブデン酸六アンモニウム試液2mLを加えて加温するとき,黄色の沈殿を生じる.

純度試験

（1）　酸不溶物　本品5.0gに水40mL及び塩酸10mLを加え,5分間煮沸し,冷後,不溶物を定量用ろ紙を用いてろ取し,洗液に硝酸銀試液を加えても混濁を生じなくなるまで水で洗い,残留物をろ紙と共に強熱して灰化するとき,その量は2.5mg以下である.

（2）　塩化物　本品0.20gに水20mL及び希硝酸13mLを加えて溶かし,水を加えて100mLとし,必要ならばろ過する.この液50mLを検液とし,試験を行う.比較液には0.01mol/L塩酸0.70mLを加える（0.248％以下）.

（3）　硫酸塩　本品1.0gに水5mL及び希塩酸5mLを加えて加温して溶かし,水を加えて100mLとし,必要ならばろ過する.ろ液30mLに希塩酸1mL及び水を加えて50mLとする.この液を検液とし,試験を行う.比較液には0.005mol/L硫酸1.0mLを加える（0.160％以下）.

（4）　炭酸塩　本品1.0gに水5mLを加えて振り混ぜ,直ちに塩酸2mLを加えるとき,液は泡立たない.

（5）　重金属　本品0.65gに水5mL及び希塩酸5mLを加え,加温して溶かし,冷後,僅かに沈殿を生じるまでアンモニア試液を加えた後,少量の希塩酸を滴加して沈殿を溶かし,pH3.5の塩酸・酢酸アンモニウム緩衝液10mL及び水を加えて50mLとする.これを検液とし,試験を行う.比較液は鉛標準液2.0mLにpH3.5の塩酸・酢酸アンモニウム緩衝液10mL及び水を加えて50mLとする（31ppm以下）.

（6）　バリウム　本品0.5gに水10mLを加えて加熱し,かき混ぜながら塩酸1mLを滴加して溶かし,必要ならばろ過し,硫酸カリウム試液2mLを加え,10分間放置するとき,液は混濁し

ない.

(7) ヒ素　本品 1.0 g を希塩酸 5 mL に溶かし, これを検液とし, 試験を行う（2 ppm 以下）.

乾燥減量　19.5〜22.0 %（1 g, 200℃, 3 時間）.

定量法　本品を乾燥し, その約 0.4 g を精密に量り, 希塩酸 12 mL に溶かし, 水を加えて正確に 200
mL とする. この液 20 mL を正確に量り, これに 0.02 mol/L エチレンジアミン四酢酸二水素二ナ
トリウム液 25 mL を正確に加え, 水 50 mL 及び pH 10.7 のアンモニア・塩化アンモニウム緩衝
液 5 mL を加え, 過量のエチレンジアミン四酢酸二水素二ナトリウムを 0.02 mol/L 酢酸亜鉛液
で滴定する（指示薬：エリオクロムブラック T・塩化ナトリウム指示薬 0.025 g）. 同様の方法で
空試験を行う.

$$0.02 \text{ mol/L エチレンジアミン四酢酸二水素二ナトリウム液 } 1 \text{ mL}$$
$$= 2.7211 \text{ mg } \quad CaHPO_4$$

貯法　容器　密閉容器.

投与経路　経口投与.

英 名 索 引

医薬品添加物規格　2018 追補III

令和 6 年 6 月10日　第 1 刷発行

発　行　　株式会社薬事日報社
（URL　https://www.yakuji.co.jp）

本社〒101-8648 東京都千代田区神田和泉町 1 番地
電話 03-3862-2141　Fax 03-3866-8408
支社〒541-0045 大阪府大阪市中央区道修町2-1-10
電話 06-6203-4191　Fax 06-6233-3681

ISBN978-4-8408-1637-3　　　　　　　印刷　昭和情報プロセス㈱